Experimentelle Medizin, Pathologie und Klinik

Band 15

Herausgegeben von

R. Hegglin · F. Leuthardt · R. Schoen

H. Schwiegk · H. U. Zollinger

Pseudohypoparathyreoidismus und Pseudo-Pseudohypoparathyreoidismus

Hereditärer brachymetacarpaler Kleinwuchs

Gerhard Schwarz

Mit 37 Abbildungen

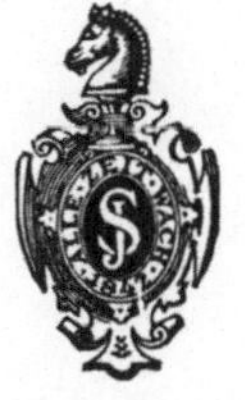

Springer-Verlag

Berlin · Göttingen · Heidelberg · New York · 1964

Privatdozent Dr. med. GERHARD SCHWARZ, Medizinische Universitäts-Poliklinik
Heidelberg
Aus der Abteilung für Endokrinologie (Leiter: Prof. Dr. F. BAHNER) der Medizinischen Universitäts-Poliklinik, Heidelberg (Direktor: Prof. H. PLÜGGE)

ISBN-13:978-3-642-94889-3 e-ISBN-13:978-3-642-94888-6
DOI: 10.1007/978-3-642-94888-6

Softcover reprint of the hardcover 1st edition 1964

Library of Congress Catalog Card Number 64-25434

Druck: Konrad Triltsch, Graphischer Großbetrieb, Würzburg
Titel-Nr. 6538

Vorwort

Noch vor wenigen Jahren herrschte die Ansicht, daß Pseudohypoparathyreoidismus und Pseudo-Pseudohypoparathyreoidismus seltene Erkrankungen seien, deren Kenntnis einigen Spezialisten auf dem Gebiet der Knochen- und Nebenschilddrüsenkrankheiten vorbehalten bleiben könnte. Überblickt man jedoch das neuere Schrifttum, so kann man feststellen, daß es sich keineswegs um Raritäten handelt, sondern daß sie jetzt häufiger beobachtet werden, weil ihre Symptomatologie bekannter wird.

Die jahrelange Beschäftigung mit dem Krankheitsbild und die Beobachtung einer relativ großen Zahl von Kranken bilden die Grundlage dieser zusammenfassenden Darstellung. Wir können nicht entscheiden, ob aus genetischen Gründen eine zufällige Akkumulation von Fällen in unserem Raum entstand oder ob das Interesse für diese Krankheit ihre Erkennung förderte.

Die umständlichen Namen Pseudohypoparathyreoidismus und Pseudo-Pseudohypoparathyreoidismus sind Bezeichnungen für verschieden schwere Verlaufsformen der gleichen Erkrankung. Die Nomenklatur hat zwar vorwiegend historische Gründe, sie ist aber letzten Endes so gut gewählt, daß es sich als schwierig erweist, sie zu vereinfachen.

Es ist zwar auch von anderen Autoren betont worden, daß Pseudohypoparathyreoidismus und Pseudo-Pseudohypoparathyreoidismus eine nosologisch einheitliche Erkrankung bilden, in der folgenden Darstellung ist aber erstmals der Versuch unternommen worden, diese Erkenntnis auf die Pathophysiologie und Pathogenese zu übertragen. Es erwies sich dabei als notwendig, die Theorie FULLER ALBRIGHTs — des Erstbeschreibers — durch eine neue zu ersetzen. Seit ALBRIGHTs Entdeckung und Abgrenzung der Erkrankung sind Befunde beschrieben worden, die seine eigenen Beobachtungen zwar bestätigten, aber neue hinzufügten, die eine andere Interpretation erfordern.

Jede Hypothese muß sich mit dem Problem auseinandersetzen, daß weder der „Gendefekt" noch der unmittelbar davon abzuleitende „basale Stoffwechseldefekt" bekannt sind und daß auch über die Art der Verknüpfung des basalen Stoffwechseldefektes mit den nachweisbaren Veränderungen des Mineralstoffwechsels nichts zu erfahren ist. Jede Theorie muß infolgedessen als vorläufig angesehen werden und bleibt nur solange gültig, wie sie in der Lage ist, die gesicherten Fakten zu integrieren. Das gilt für die Theorie von ALBRIGHT ebenso wie für die hier vorgetragene. Diese Einschränkung soll allerdings die Bedeutung einer Hypothese nicht herabsetzen, und es wäre nichts wünschenswerter, als daß die hier diskutierte Theorie weitere Forschungen anregt. Niemand hat diese Verhältnisse wohl treffender formuliert als ALBRIGHT selbst mit den kurzen Worten: „better a wrong theory than no theory at all.“

Viele Mineralstoffwechselbefunde des Pseudohypoparathyreoidismus und des Pseudo-Pseudohypoparathyreoidismus stimmen mit solchen, bei ganz anderen Erkrankungen erhobenen, überein. So besteht bei der chronischen Glomerulonephritis mit Phosphatretention eine Hyperphosphatämie, die ebenso wie die des Pseudohypoparathyreoidismus, parathormonrefraktär ist. Da ihre biochemischen und reaktiven Folgen zum Teil auf die Pathophysiologie des Pseudohypoparathyreoidismus übertragbar sind, ergab sich die Notwendigkeit den Mineralstoffwechsel der chronischen Glomerulonephritis genauer zu beschreiben. Es gibt ferner eine genetische Störung des Phosphatstoffwechsels — die Vitamin-D-resistente Rachitis —, die in bestimmten Erscheinungen mit der des Pseudohypoparathyreoidismus und des Pseudo-Pseudohypoparathyreoidismus übereinstimmt. Eine Gegenüberstellung und ein Vergleich beider erwies sich für die pathogenetischen Überlegungen als fruchtbar, erforderte jedoch eine kurze Darstellung der Pathogenese der Vitamin-D-resistenten Rachitis.

Viele Gedanken dieser Arbeit sind in Gesprächen mit meinem Lehrer, Herrn Prof. F. BAHNER, gereift und es ist mir ein besonderes Bedürfnis, ihm an dieser Stelle für viele Anregungen zu danken.

Heidelberg, Oktober 1964 GERHARD SCHWARZ

Inhaltsverzeichnis

Einleitung

In der vorliegenden Darstellung des Pseudohypoparathyreoidismus und des Pseudo-Pseudohypoparathyreoidismus (hereditärer brachymetacarpaler Zwergwuchs) sollen unsere heutigen Kenntnisse über das Krankheitsbild zusammengefaßt werden. Anlaß dazu geben eigene beobachtete Fälle (13) und die sich häufenden kasuistischen Mitteilungen in den letzten Jahren. Obgleich die Erkrankungen selten sind, ist es doch möglich, auf Grund von mehr als 150 beobachteten Fällen das Krankheitsbild abzugrenzen.

Die Untersuchung gliedert sich nach kurzen Bemerkungen zur Geschichte und Nomenklatur in die Kapitel Genetik, Klinik, Pathophysiologie und Pathogenese. Es wurde Wert darauf gelegt, die Kasuistik vollständig zu erfassen. Die Pathologie der Nebenschilddrüsen und des Calcium-Phosphat-Stoffwechsels wurden nur soweit referiert, wie sie für das Verständnis der Erkrankungen und für deren Pathogenese erforderlich sind. Da die Parathormonresistenz in der Pathophysiologie und Pathogenese eine wesentliche Bedeutung hat, wird die allgemeine Physiologie der Nebenschilddrüsen kurz dargestellt.

Beide Erkrankungen, Pseudohypoparathyreoidismus und Pseudo-Pseudohypoparathyreoidismus, werden weder in den Lehrbüchern noch in Einzeldarstellungen der Nebenschilddrüsen- und der Skeleterkrankungen ausreichend gewürdigt. An ausführlicheren Darstellungen gibt es nur die von Bronsky u. Mitarb. (1958), Nagant de Deuxchnaisnes (1960) und von Mann u. Mitarb. (1962), die aber nicht tiefer auf die Pathophysiologie und Pathogenese eingehen. Die vorliegende Untersuchung soll diese Lücke schließen.

Historisches

Vor 22 Jahren beschrieben Albright, Burnett, Smith und Parson (1942) den Pseudohypoparathyreoidismus als besondere Form des idiopathischen Hypoparathyreoidismus. Sie nannten die Erkrankung ein Beispiel für das Seabright-Bantam-Syndrom, das bei Hähnen vorkommt. Der Seabright-Bantam-Hahn hat einen weiblichen Kamm und weibliche Schwanzfedern trotz normal funktionierender männlicher Keimdrüsen. Es handelt sich hier aber nicht um eine Endorganresistenz gegen das Keimdrüsenhormon, sondern um eine Konstitutionsanomalie, denn nach der Kastration entwickelt der Seabright-Bantam-Hahn einen männlichen Kamm und männliche Schwanzfedern (Morgan 1915 und 1917). Der Vergleich des parathormonrefraktären Pseudohypoparathyreoidismus mit dem Seabright-Bantam-Hahn war also nicht zutreffend und der Begriff Seabright-Bantam-Syndrom wurde später nicht mehr verwendet.

Neben den Symptomen des Hypoparathyreoidismus — der Hypocalciämie und der Hyperphosphatämie — hatten die drei Patienten, die ALBRIGHT u. Mitarb. (1942) beschrieben, noch bestimmte Gestaltmerkmale: Kleinwuchs, Rundgesicht, Chondrodysplasie, ektopische Verkalkungen und Oligophrenie. Der Name Pseudohypoparathyreoidismus wurde gewählt, weil mit Parathormon kein Effekt auf die veränderten Serummineralkonzentrationen erzielt wurde. Sie verhielten sich dem Parathormon gegenüber refraktär. Da es zudem möglich war, bioptisch bei einem der Patienten normales, beim zweiten hyperplastisches Nebenschilddrüsengewebe nachzuweisen, schien die Hypothese von der „Endorganresistenz“ gesichert.

Ähnliche Fälle sind schon vor der Publikation von ALBRIGHT u. Mitarb. (1942) beobachtet worden, so von PENDE (1920), der unter dem Titel „Parathyreoider Zwergwuchs“ ein 17jähriges Mädchen beschrieb, das Rundgesicht, Adipositas, Strabismus, Genu valgum und Zahnanomalien hatte. Sichere Fälle von Pseudohypoparathyreoidismus haben KIRKLIN u. CHILDREY (1936) in der Mayo-Klinik und PIAGGIO-BLANCO u. Mitarb. (1936) in Montevideo beschrieben. Auch die Fälle von HIMSWORTH u. MAIZELS (1940) und von MARTIN u. BOURDILLON (1940) wurden schon vor der Publikation von ALBRIGHT u. Mitarb. (1942) beobachtet. Das schmälert aber das Verdienst letzterer Autoren nicht, denn sie haben das Syndrom vom idiopathischen Hypoparathyreoidismus abgetrennt und haben eine Hypothese über dessen Pathogenese angegeben, die wir im Prinzip auch heute noch für richtig halten müssen. MARTIN (1953) erkennt das voll an, wenn er schreibt: „So sehr man den von ihm (ALBRIGHT) eingeführten Namen Pseudohypoparathyreoidismus einer Kritik unterziehen möchte, so wenig wird dadurch sein Verdienst um die Abklärung dieses Syndroms geschmälert.“

Daß es sich beim Pseudohypoparathyreoidismus um eine Erbkrankheit handeln könnte, war von ALBRIGHT u. REIFENSTEIN (1948) vermutet worden, weil BROWNE (1948) bei der Mutter eines typischen Falles ähnliche Gestaltmerkmale beobachtet hatte. LACHMANN (1941) hatte schon vorher anläßlich einer Untersuchung über den Hypoparathyreoidismus in Dänemark eine Familie mit drei an Hypoparathyreoidismus erkrankten Geschwistern beobachtet, die kleinwüchsig waren und Brachymetacarpien hatten. Umfangreichere genetische Untersuchungen waren erst später möglich, nachdem eine größere Zahl von familiären Fällen beobachtet worden war (MANN u. Mitarb. 1962, SCHWARZ u. BAHNER 1962, SCHWARZ 1962, HERMANS u. Mitarb. 1964). Sie sind deshalb noch nicht abgeschlossen, weil die Zahl der publizierten Fälle noch immer relativ klein ist. Gerade für das Studium der Genetik ist das ein besonderes Hindernis.

Auch die für die Pathogenese des Syndroms wichtige Entdeckung der Parathormonresistenz war schon vor ALBRIGHT u. Mitarb. (1942) gemacht worden, aber ohne daß daraus die richtigen Folgerungen gezogen wurden. HIMSWORTH u. MAIZELS (1940) behandelten ihren Fall von Hypoparathyreoidismus mit Kleinwuchs, ektopischen Verkalkungen, Katarakten und Oligophrenie mit Parathormon über zwei Wochen, ohne daß die Calcium- und Phosphatkonzentration im Serum beeinflußt werden konnte. MARTIN u. BOURDILLON (1940) transplantierten ihrem 40jährigen Patienten mit den Konstitutionsmerkmalen des Pseudohypoparathyreoidismus ein Nebenschilddrüsenadenom, ohne daß eine Wirkung auf die Serummineralkonzentrationen zu beobachten war. Die Parathormonresistenz wird von den letzteren Autoren im Titel ihrer Arbeit hervorgehoben: „Ein Fall von chronischer Tetanie. Therapeutischer Mißerfolg der Transplantation eines Nebenschilddrüsenadenoms.“ Sie nehmen aber ähnlich wie KLINKE (1951) eine zentrale Genese der Tetanie an, weil gleichzeitig eine Imbezillität bei dem Kranken vorhanden war. Es bleibt auch hier ALBRIGHTs Verdienst, die Parathormonresistenz als wesentliches differential-diagnostisches Kriterium zur Abgrenzung von idiopathischem und Pseudohypoparathyreoidismus erkannt und die Bedeutung der Parathormonresistenz für die Pathogenese gesehen zu haben. Schließlich waren es ALBRIGHT u. Mitarb. (1942), die feststellten, daß beim Pseudohypoparathyreoidismus eine Hyperplasie der Nebenschilddrüsen vorhanden sein kann. Diese, durch Biopsie der Nebenschilddrüsen mögliche Entdeckung, wurde kürzlich dadurch bestätigt, daß auch am Skelet bei Pseudohypoparathyreoidismus Zeichen eines Hyperparathyreoidismus (Osteitis fibrosa cystica) bestehen können (KOLB u. STEINBACH 1962, SINGLETON u. CHING TSENG TENG 1962, FANCONI u. Mitarb. 1964).

10 Jahre nach der Erstbeschreibung des Pseudohypoparathyreoidismus teilten ALBRIGHT u. Mitarb. (1952) einen Fall mit, der alle Gestaltmerkmale des Pseudohypoparathyreoidismus hatte, bei dem aber die Serumcalcium- und Phosphatkonzentration normal waren und nannten dieses Syndrom — nicht ohne Humor — Pseudo-Pseudohypoparathyreoidismus. Die nosologische Einheit von Pseudohypoparathyroidismus und von Pseudo-Pseudohypoparathyreoidismus ist später nachgewiesen worden (BERGSTRAND u. Mitarb. 1958, GERSHBERG u. WESELEY 1960, NAGANT DE DEUXCHNAISNES u. Mitarb. 1960, SCHWARZ 1961, SCHWARZ u. BAHNER 1962, MANN u. Mitarb. 1962). Mit der Entdeckung dieser „leichteren Variante“ des Pseudohypoparathyreoidismus war dessen Abgrenzung vom idiopathischen Hypoparathyreoidismus endgültig gelungen, denn beim Pseudo-Pseudohypoparathyreoidismus fehlen die Kardinalsymptome des Hypoparathyreoidismus, die Hypocalciämie und die Hyperphosphatämie. Alle Spekulationen, daß die Gestaltsymptome des Pseudohypoparathyreoidismus eine Folge der unterbliebenen Behandlung einer Nebenschilddrüseninsuffizienz sein könnten (z. B. JESSERER 1959 und 1964), waren damit gegenstandslos.

Die Erkrankungen sind zweifellos selten, denn selbst in umfangreichen Übersichtsarbeiten (BRONSKY u. Mitarb. 1958, NAGANT DE DEUXCHNAISNES u. Mitarb. 1960, MANN u. Mitarb. 1962) werden nur 1—3 eigene Beobachtungen mitgeteilt.

Zur Nomenklatur

Der Name Pseudohypoparathyreoidismus ist von vielen Seiten kritisiert worden, zu recht und zu unrecht. Man kann JESSERER (1959 und 1964) z. B. nicht zustimmen, der den Pseudohypoparathyreoidismus für identisch mit dem idiopathischen Hypoparathyreoidismus hält. Diese Ansicht darf als sicher widerlegt gelten. Die Abgrenzung des Pseudohypoparathyreoidismus vom idiopathischen Hypoparathyreoidismus ist unbedingt gerechtfertigt. Es bestehen ferner keine Zweifel daran, daß der Pseudohypoparathyreoidismus und seine klinisch leichter verlaufende Variante, der Pseudo-Pseudohypoparathyreoidismus, eine nosologische Einheit bilden. Eine Kritik der Begriffe Pseudohypoparathyreoidismus und Pseudo-Pseudohypoparathyreoidismus ist aber deshalb gerechtfertigt, weil beide Erkrankungen nichts mit einer Nebenschilddrüseninsuffizienz zu tun haben. Man muß sich deshalb fragen, ob die beiden Namen von ALBRIGHT u. Mitarb. (1942 und 1952) glücklich gewählt wurden.

Beim Pseudohypoparathyreoidismus besteht eine Endorganresistenz gegenüber der Wirkung des Parathormons, die Nebenschilddrüsenfunktion selbst ist aber nicht herabgesetzt, sondern im Gegenteil gesteigert. Viele Erkrankungen des Menschen werden nach dem pathologisch-anatomischen Organbefund klassifiziert und so vermutet man auch bei einer besonders definierten Form des Hypoparathyreoidismus — dem Pseudohypoparathyreoidismus — doch eine Erkrankung der Nebenschilddrüsen. Gewiß soll durch die Vorsilbe „Pseudo" betont werden, daß keine echte Nebenschilddrüsenerkrankung vorliegt. Die gedankliche Verbindung zu den Nebenschilddrüsenerkrankungen bleibt deswegen doch bestehen und deshalb ist der Ausdruck Pseudohypoparathyreoidismus nicht sehr glücklich gewählt.

ALBRIGHT wollte mit dem Namen Pseudohypoparathyreoidismus einmal die Parallelen und zum anderen die Unterschiede zum idiopathischen Hypoparathyreoidismus hervorheben. Er hatte festgestellt, daß beide Erkrankungen in einem wesentlichen Befund — in der Hypocalciämie und der Hyperphosphatämie — übereinstimmen und in der Regel schließt man in der klinischen Praxis aus diesen Veränderungen der Plasmamineralkonzentrationen auf eine Nebenschilddrüseninsuffizienz, denn die quantitative Bestimmung des Parathormons ist noch nicht als Routinemethode verfügbar. Dieses Vorgehen ist aber nur mit Einschränkungen gerechtfertigt; denn die Serumcalcium- und Phosphatkonzentration muß bei Nebenschilddrüseninsuffizienz nicht unbedingt verändert sein (latente Insuffizienzen können sich erst bei Calciumentzug in der Nahrung zeigen, Davies u. Mitarb. 1961) und veränderte Serummineralkonzentrationen findet man auch bei Erkrankungen, die nicht von den Nebenschilddrüsen ausgehen (z. B. Sprue, chronische Glomerulonephritis mit Phosphatretention). Es muß also festgehalten werden, daß bei Hyperphosphatämie und Hypocalciämie zwar in der Regel eine Nebenschilddrüseninsuffizienz vorliegt, daß es aber eine Reihe von Erkrankungen gibt, bei denen dieser Schluß nicht erlaubt ist. Zu diesen Erkrankungen gehört auch der Pseudohypoparathyreoidismus, bei dem trotz Hypocalciämie und Hyperphosphatämie eine normale oder eine Überfunktion der Nebenschilddrüsen besteht.

Erkennt man den Begriff Pseudohypoparathyreoidismus an, so kann sein Inhalt bedeuten: es bestehen Hypocalciämie und Hyperphosphatämie, wie sie bei Nebenschilddrüseninsuffizienzen gefunden werden. Die Vorsilbe Pseudo würde dann heißen, daß in diesem speziellen Fall keine Nebenschilddrüseninsuffizienz vorliegt, sondern nur vorgetäuscht wird.

Der Begriff Pseudo-Pseudohypoparathyreoidismus ist historisch entstanden, nachdem der Name Pseudohypoparathyreoidismus eingeführt war. Da beim Pseudo-Pseudohypoparathyreoidismus aber weder Hypocalciämie und Hyperphosphatämie noch Veränderungen der Nebenschilddrüsentätigkeit vorhanden sind, ist dieser Name im Grunde falsch, weil er auf eine Nebenschilddrüsenerkrankung hinweist. Allenfalls unterstreicht die sprachliche Ähnlichkeit der Worte Pseudohypoparathyreoidismus und Pseudo-Pseudohypoparathyreoidismus die nosologische Einheit der Erkrankungen und weist zum anderen doch auf bestimmte Unterschiede hin. Der Haupteinwand gegen die Begriffe Pseudohypoparathyreoidismus und Pseudo-Pseudohypoparathyreoidismus ist auf alle Fälle der, daß eine Erbkrankheit, die sich obligat in bestimmten Gestaltveränderungen und fakultativ in Serummineralveränderungen zeigt, mit diesen Begriffen auf die fakultativen Serummineralveränderungen eingeengt wird.

Die Hauptargumente für die Weiterverwendung der Begriffe Pseudohypoparathyreoidismus und Pseudo-Pseudohypoparathyreoidismus sind aber historische. Jeder Autor, der einen neuen — und zum Teil vielleicht treffenderen — Begriff für diese Erkrankungen einführt, sieht sich gezwungen, die alten von Albright daneben zu nennen, damit er verstanden wird. Die weite Verbreitung der alten Namen im Schrifttum der ganzen Welt ist damit das wichtigste Argument für die Beibehaltung der Namen Pseudohypoparathyreoidismus und Pseudo-Pseudohypoparathyreoidismus.

An Vorschlägen für neue Namen fehlt es gerade bei den hier diskutierten Erkrankungen nicht. Das hat seinen Grund vor allem darin, daß die Bezeichnung Pseudo-Pseudohypoparathyreoidismus sprachlich wenig schön ist. Schüpbach u. Courvoisier (1949) nennen den Pseudohypoparathyreoidismus in Anlehnung an die Schilddrüsenpathologie „hypoparathyreoiden

Kretinismus". Gegen diesen Namen gelten aber die gleichen Einwände, denn der Pseudohypoparathyreoidismus ist kein Hypoparathyreoidismus. Vorschläge für andere Namen stammen von FROMM (1956): „Dyschondroplasie", oder „Exostosen mit metaphysärer Dysplasie" oder „kongenitale Skeletmißbildungen", von McNEELY u. Mitarb. (1956): „Dyschondroplasie mit Verkalkungen und Verknöcherungen der Weichteile", von WERFF TEN BOSCH (1959): „brachymetacarpaler Zwergwuchs", von SERINGE u. TOMKIEWICZ (1957): „Dystrophie (polyviscerale) Albright Typ I und Typ II", von NAGANT DE DEUXCHNAISNES (1960): „Dystrophie Albright", von MANN u. Mitarb. (1962): „Albright's erbliche Knochen-Dystrophie" und von KOLB u. STEINBACH (1962): „Pseudohyp*er*parathyreoidismus".

Diese neu vorgeschlagenen Namen sind zum großen Teil sprachlich und inhaltlich nicht besser als die Originalbezeichnungen von ALBRIGHT u. Mitarb. (1942) und (1952). Uns erscheint die rein deskriptive Bezeichnung von WERFF TEN BOSCH (1959) „brachymetacarpaler Zwergwuchs" einfach und zutreffend, weil sie die beiden Kardinalsymptome der Erkrankungen enthält und weil sie nichts über deren Pathogenese aussagt. Zu ergänzen wäre der Name dadurch, daß man die Erblichkeit aufnimmt. Eine sprachlich und inhaltlich gute Bezeichnung für Pseudohypoparathyreoidismus und für Pseudo-Pseudohypoparathyreoidismus wäre:

„Hereditärer brachymetacarpaler Kleinwuchs"

Dieser Name wäre zwar für beide Erkrankungen zu verwenden, er hat aber den Nachteil, daß der für die klinischen Symptome wesentliche Unterschied zwischen Pseudohypoparathyreoidismus mit Veränderungen der Mineralkonzentrationen und Pseudo-Pseudohypoparathyreoidismus ohne diese Veränderungen nicht darin enthalten ist. Es wäre also eigentlich noch ein Zusatz erforderlich z. B. „hereditärer brachymetacarpaler Kleinwuchs mit Hypocalciämie und Hyperphosphatämie" und „ohne Hypocalciämie und Hyperphosphatämie". Wenn diese Bezeichnung die Erkrankungen auch besser charakterisiert, so ist sie doch umständlicher als die Originalbezeichnung von ALBRIGHT. Wir haben keinen Zweifel, daß sich die historischen Argumente in der Nomenklatur durchsetzen werden und daß die alten von ALBRIGHT angegebenen Namen „Pseudohypoparathyreoidismus" und „Pseudo-Pseudohypoparathyreoidismus" fortbestehen werden.

Die Genetik des Pseudohypoparathyreoidismus und des Pseudo-Pseudohypoparathyreoidismus

1. Allgemeines

Die Darstellung der Genetik wird der Klinik deshalb vorangestellt, weil die familiären Fälle von Pseudohypoparathyreoidismus und Pseudo-Pseudohypoparathyreoidismus am deutlichsten zeigen, daß beide Erkrankungen

Varianten der gleichen Grundstörung sein müssen. Daraus leitet sich hauptsächlich die Begründung dafür ab, beide Erkrankungen als nosologische Einheit zu betrachten.

Elrick, Albright, Bartter, Forbes u. Revees (1950), die 14 Fälle von Pseudohypoparathyreoidismus kannten, haben eine genetische Ursache der Erkrankungen deshalb angenommen, weil in dem Fall von Browne (1948) Mutter und Sohn befallen waren und weil in den Fällen von Talbot u. Crawford (1950) und ihrem Fall III eineiige Zwillinge erkrankt waren. Elrick u. Mitarb. (1950) nahmen drei „Genschäden" an:

1. einen für die Endorganresistenz gegenüber dem Parathormon,
2. einen für die Chondrodysplasie,
3. einen für die Eigenschaft des subcutanen Gewebes zur Verkalkung und zur Knochenbildung.

Der Pseudo-Pseudohypoparathyreoidismus war damals noch nicht bekannt. Heute kennen wir eine wesentlich größere Zahl von sporadischen und familiären Fällen, so daß jetzt mehr über die Genetik ausgesagt werden kann. Die folgende Tabelle (Abb. 1) gibt eine Übersicht über die bisher beobachteten Fälle in erkrankten Familien. Die Tabelle zeigt folgendes:

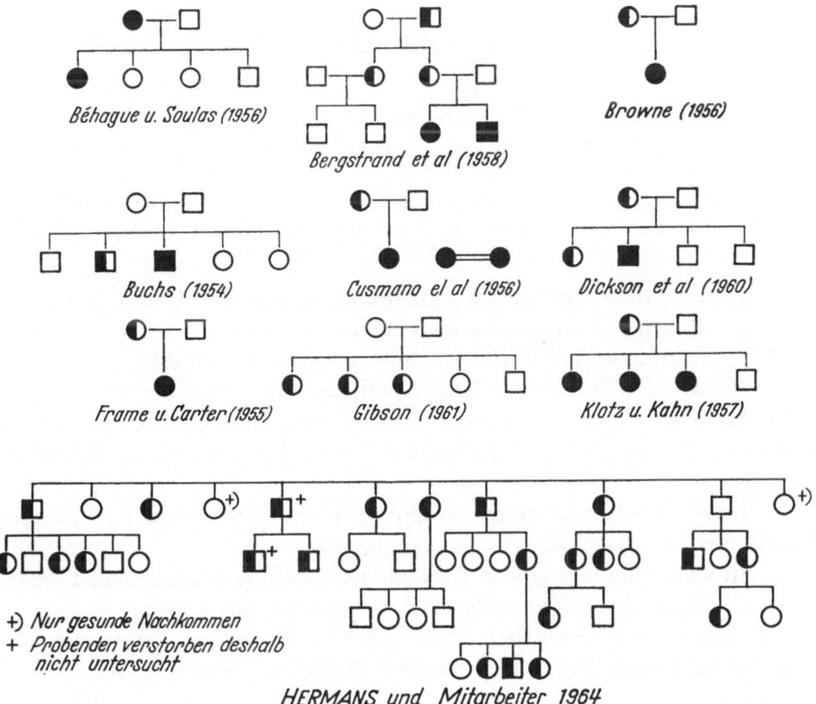

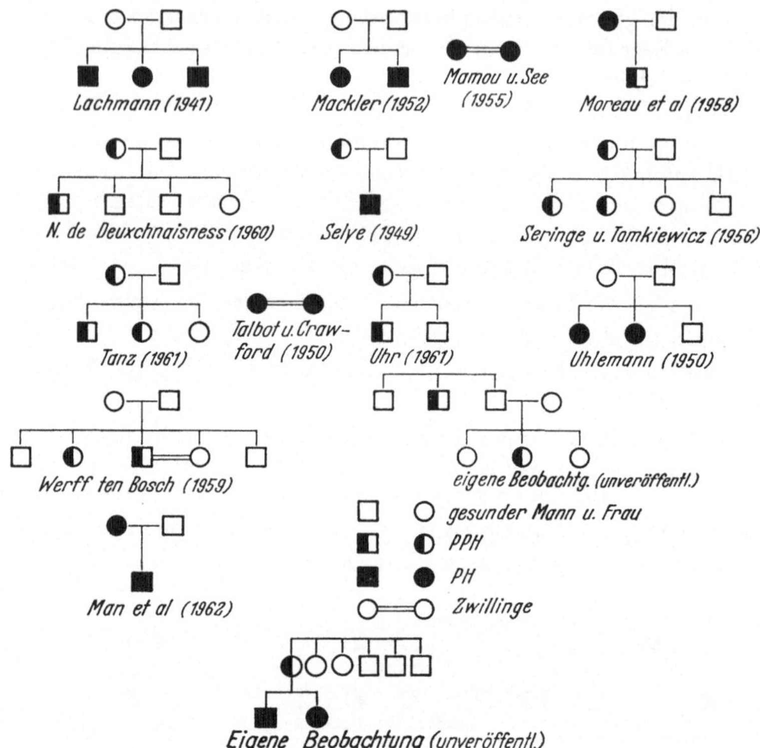

Abb. 1. Übersicht über die familiären Fälle von Pseudohypoparathyreoidismus und von Pseudo-Pseudohypoparathyreoidismus

Nach Druck dieser Tabelle teilten FANCONI u. Mitarb. (1964) eine Familie mit, in der ein Mädchen und 2 Jungen an Pseudohypoparathyreoidismus erkrankt, ein weiterer Junge und ein weiteres Mädchen gesund waren.

1. In 24 Fällen werden die Erkrankungen von den Eltern, bzw. von einem der Eltern auf die Kinder übertragen.
2. In 8 Familien sind mehrere Kinder gesunder Eltern erkrankt.
3. 19mal sind Geschwister, 3mal Zwillingsschwestern befallen.
4. In drei Fällen wurde der Pseudohypoparathyreoidismus in der Aszendenz beobachtet, in 19 Fällen der Pseudo-Pseudohypoparathyreoidismus.
5. In 10 Familien kommen Pseudohypoparathyreoidismus und Pseudo-Pseudohypoparathyreoidismus gleichzeitig vor.
6. In zwei Familien gibt es Pseudohypoparathyreoidismus und Pseudo-Pseudohypoparathyreoidismus bei den Kindern gleicher Eltern.

Ein derartiges Erbverhalten beweist, daß bei Pseudohypoparathyreoidismus und bei Pseudo-Pseudohypoparathyreoidismus das gleiche Gen befallen sein muß.

Bei Erbkrankheiten sind die Schäden am Gen selbst unbekannt, ihre Wirkungen sind biochemische, d. h. Stoffwechselwirkungen (LANDING 1960), aber auch die basalen Defekte des Stoffwechsels sind in der Regel nicht nachweisbar. Erkennbar sind nur weitläufige Folgen des basalen Stoffwechseldefektes. Die nachweisbaren Folgen des „Gendefektes" sind beim Pseudohypoparathyreoidismus Störungen im Mineralstoffwechsel, und wir müssen wohl annehmen, daß die gleiche Mineralstoffwechselstörung auch beim Pseudo-Pseudohypoparathyreoidismus vorhanden ist, hier aber besser kompensiert ist.

Auffällig ist es aber, daß der gleiche „genetische Defekt" so große Variationen in der Symptomatologie erlaubt. Dieses Phänomen kennen wir aber auch bei anderen genetischen Störungen, z. B. bei der Vitamin D-resistenten Rachitis. Bei dieser dominanten Erbkrankheit des Mineralstoffwechsels gibt es neben schwerem Skeletbefall völlig skeletgesunde Überträger der Erkrankung, die nur an der Hypophosphatämie und an der erhöhten Phosphat-Clearance zu erkennen sind (WINTERS u. Mitarb. 1958). In der Genetik wie in der Klinik kommt es nicht allein darauf an, was gestört ist, sondern entscheidend darauf, was gesund geblieben ist. Die phänotypische Ausprägung eines genetischen Schadens hängt auch von der Beschaffenheit des nicht geschädigten Genbestandes, besonders von der alleler Gene ab. Verschiedenheiten in der Symptomatologie von Erbkrankheiten mit gleichem Genbefall müssen nicht auf zusätzliche Schäden etwa benachbarter Gene beruhen, sie gehen vielmehr darauf zurück, daß der „Gendefekt" von anderen (auch allelen) Genen und auch von exogenen Einflüssen während der Entwicklung modifiziert wird. So ist es zu verstehen, daß im Falle des Pseudohypoparathyreoidismus und des Pseudo-Pseudohypoparathyreoidismus zwei in ihrer Symptomatologie unterschiedene Krankheiten auf die gleiche Genmutation zurückgeführt werden können. So is es auch verständlich, daß die einzelnen Symptome bei beiden Erkrankungen stark variieren können.

2. Der Erbgang

Dominanz eines Erbganges liegt nach der ursprünglichen Definition von MENDEL (1865) dann vor, wenn homozygote und heterozygote Merkmalsträger keinen Unterschied im Phänotyp erkennen lassen; Recessivität dann, wenn nur homozygote Merkmalsträger erkranken, heterozygote aber gesund bleiben. In diesem klassischen Sinn gibt es kaum Dominanz und Recessivität beim Menschen (LENZ 1961, VOGEL 1961). Mit feineren Methoden lassen sich bei zahlreichen menschlichen Erbkrankheiten auch bei heterozygoten Trägern recessiver Erbmerkmale phänotypische Störungen nachweisen, und in den Fällen von sogenannten dominanten Erbleiden des Menschen, in denen man später homozygote Merkmalsträger fand, war es die Regel, daß sie die Merkmale in wesentlich stärkerer Ausprägung hatten. Bei den Erbkrankheiten des Menschen gibt es in der Regel weder Dominanz noch Recessivität im klassischen Sinne, sondern meistens ist ein Erbverhalten zwischen Dominanz und Recessivität anzutreffen.

Beim Pseudohypoparathyreoidismus und beim Pseudo-Pseudohypoparathyreoidismus gibt es zwar eine genügend große Zahl von familiären Fällen, so daß kein Zweifel an der Erblichkeit der Erkrankungen besteht; die einzelnen Stammbäume sind aber klein, so daß über den Erbgang bisher keine ganz sicheren Angaben gemacht werden können. In 23 Fällen wurde eine Übertragung der Erkrankungen von Eltern auf Kinder beobachtet. Spricht schon diese Beobachtung für einen dominanten Erbgang, so wird diese Aussage gestützt durch die Verteilung von gesunden und erkrankten Geschwistern. In den Stammbäumen der Tabelle (Abb. 1) finden wir ein Verhältnis von 65 : 54 zwischen erkrankten und gesunden Kindern. Ein solches Verhältnis spricht zunächst für regelmäßige Dominanz. Diese Aussage ist aber deshalb nur mit Vorbehalt möglich, weil einige Autoren zwar alle erkrankten Mitglieder der Familien angegeben haben, aber nichts über deren gesunde Mitglieder schreiben. In der Tabelle sind infolgedessen zwar alle erkrankten Kinder enthalten, deren gesunde Geschwister aber nur zum Teil. Wenn auch an der Dominanz des Erbganges nicht zu zweifeln ist, so liegt doch sicher keine regelmäßige Dominanz vor, denn in 6 Familien waren mehrere Kinder erkrankt, deren Eltern aber gesund. Bei regelmäßiger Dominanz ist ein solches Erbverhalten nicht zu erwarten.

Neben den 83 familiären Fällen von Pseudohypoparathyreoidismus und Pseudo-Pseudohypoparathyreoidismus gibt es fast 90 sporadische Fälle. Ein Teil dieser sporadischen Fälle wird aus naheliegenden Gründen nicht genügend untersucht worden sein, um ein Vorkommen weiterer Fälle in der Familie sicher ausschließen zu können. Häufig ist eine Familienuntersuchung aus äußeren Gründen nicht möglich, zudem können Merkmalsträger so wenig Symptome haben, daß sie nicht als „krank“ erscheinen, so daß die angegebene Zahl der sporadischen Fälle nicht genau der wirklichen Zahl entsprechen dürfte. Daß sporadische Fälle aber häufig vorkommen, wird man nicht zurückweisen können. Zwar können sporadische Fälle unter bestimmten Bedingungen auch bei einer Erbkrankheit mit unregelmäßiger Dominanz vorkommen, wahrscheinlicher ist es aber, daß es sich bei den sporadischen Fällen um Spontanmutationen handelt. Eine beträchtliche Zahl von Mutationen ist bei diesen Krankheiten deshalb zu erwarten, weil durch die verminderte Fortpflanzung, insbesondere der männlichen Merkmalsträger, eine Selektion gegen das Gen wirksam ist. Von verschiedenen Erbkrankheiten wissen wir aber, daß Selektion und Mutation im Gleichgewicht stehen. Bei Erbkrankheiten mit vermehrter Selektion muß die Mutationsrate dann hoch sein, wenn die Häufigkeit des Vorkommens dieser Erkrankungen gleich bleibt oder zunimmt (vgl. Vogel 1961).

3. Lokalisation der Gene

Betrachten wir die Verteilung der Pseudohypoparathyreoidismus- und der Pseudo-Pseudohypoparathyreoidismusfälle auf Männer und Frauen, so ergibt sich bei den familiären Fällen ein Verhältnis von 59 : 26 und bei den sporadischen Fällen ein Verhältnis von 52 : 34 zugunsten der Frauen. Insgesamt beträgt das Geschlechtsverhältnis erkrankter Frauen zu erkrankten Männern 111 : 60. Frauen sind von den Erkrankungen fast doppelt so häufig betroffen wie Männer. Ein solches Geschlechtsverhältnis kann z. B. dadurch zustande kommen, daß das betroffene Gen auf dem X-Chromosom lokalisiert ist, denn Frauen haben doppelt soviel X-Chromosomen wie Männer.

Dominante X-chromosomal lokalisierte „Genschäden" zeichnen sich dadurch im Erbgang aus, daß sie nicht von Mann zu Mann übertragen werden; denn Jungen erhalten ihr X-Chromosom nie vom Vater, sondern immer von der Mutter, dagegen überträgt jeder Mann sein X-Chromosom an alle seine Töchter; deshalb müssen sämtliche Töchter von einem befallenen Vater das abnorme Allel erben. In den Familien mit Pseudohypoparathyreoidismus und Pseudo-Pseudohypoparathyreoidismus findet sich eine gesicherte Mann-zu-Mann-Übertragung der Erkrankungen in keinem Fall. Der Fall von Buchs (1954) ist nicht als Gegenbeweis zu verwerten, da der Vater der erkrankten Jungen selbst keine eindeutigen Krankheitszeichen hatte. Zwar waren die Metacarpalia I bei ihm etwas plump, die Proportionen entsprechen aber völlig der Norm. In der folgenden Tabelle sind unsere Durchschnittswerte der Metacarpallängen von Normalpersonen mit denen des Falles von Buchs (1954) verglichen. Die Länge des Metacarpale III wird mit 100% bezeichnet und dient als Bezug für die Längen der übrigen Metacarpalia.

Metacarpale		I	II	III	IV	V
Normalpersonen		72	104	100	90	84 %
Fall Buchs	li.	75	105	100	90	86,8%
	re.	74	103	100	88,7	87 %

Auch Mann u. Mitarb. (1962) gelangten unabhängig von uns zu dem Schluß, daß der Fall von Buchs (1954) die Mann-zu-Mann-Übertragung des Pseudohypoparathyreoidismus und des Pseudo-Pseudohypoparathyreoidismus nicht beweist. Der große Stammbaum von Hermans u. Mitarb. (1964) zeigt zwar eine Familie mit einer Mann-zu-Mann-Übertragung der Brachymetacarpie und der Brachymetatarsie, trotzdem ist eine endgültige Entscheidung gegen die X-chromosomale Genlokalisation nicht möglich, weil gerade diese Familie nicht untersucht werden konnte; denn der Vater, von dem die Erkrankung ausging, war schon verstorben. Die Angaben, die diesen Vater als affiziert kennzeichnen, stützen sich auf Aussagen der Familienangehörigen. Eine andere Besonderheit dieses Stammbaumes ist darin zu sehen, daß nur Fälle von Pseudo-Pseudohypoparathyreoidismus, aber keine von Pseudohypoparathyreoidismus aufgeführt sind, und schließlich ist es auffällig, daß auch die Familienmitglieder ohne Brachymetacarpien, kleinwüchsig waren. Die Krankheitszeichen sind nicht ausreichend beschrieben, um diese Fälle für die Symptomatologie auszuwerten.

In den Stammbäumen der familiären Fälle verteilen sich die Nachkommen erkrankter Eltern auf 25 Mädchen und auf 12 Jungen. Dieses Verhältnis kommt dem bei X-chromosomaler Lokalisation der Gene zu erwartenden von 2 : 1 nahe. In 19 Familien geht die Erkrankung von Frauen aus. Bei X-chromosomaler Lokalisation der Gene würde man bei den erkrankten Kindern der als heterozygot anzunehmenden Mütter, Mädchen und Jungen im Verhältnis 1 : 1 erwarten. Wir finden in den Stammbäumen 19 Mädchen und 11 Jungen, also ein Verhältnis, das nicht genau dem erwarteten von 1 : 1 entspricht.

Die Schwierigkeit des Nachweises einer X-chromosomalen Genlokalisation liegt im Falle des Pseudohypoparathyreoidismus und des Pseudo-Pseudohypoparathyreoidismus darin, daß die Erkrankungen bisher nicht oft genug von Männern ausgingen. Eine dominante X-chromosomal lokalisierte Erkrankung ist aber nur dadurch zu beweisen, daß genügend große Stammbäume vorliegen, aus denen hervorgehen muß, daß eine Mann-zu-Mann-Übertragung nicht stattfindet und daß bei Ausgang der Erkrankung vom Mann alle Töchter erkrankt sind. Die Schwierigkeiten der genetischen Untersuchung sind hier denen bei der Vitamin D-resistenten Rachitis vergleichbar, bevor WINTERS u. Mitarb. (1958) ihren großen North Carolina Stammbaum beobachteten. Hier war es möglich, die befallenen Männer an der Hypophosphatämie zu erkennen, auch wenn sie keine Skeletaffektion hatten. So war in vielen Fällen der Erbgang der Vitamin D-resistenten Rachitis bei Ausgang der Erkrankung von Männern zu beobachten und die X-chromosomale Lokalisation der Gene dadurch zu beweisen, daß eine Mann-zu-Mann-Übertragung nicht stattfand. Einen ähnlichen Test zur Entdeckung äußerlich gesunder Überträger gibt es im Falle des Pseudohypoparathyreoidismus und des Pseudo-Pseudohypoparathyreoidismus bisher nicht. Wir glauben, daß die Tatsache, daß beide Erkrankungen so überwiegend von Frauen ausgehen, damit zusammenhängt, daß kleine Frauen bessere Heiratschancen haben als kleine Männer und finden diese Vermutung in unseren eigenen Fällen bestätigt.

Die gefundene Übertragung auf zwei Töchter (BERGSTRAND u. Mitarb. 1958), welche gleichzeitig die einzigen Kinder des an Pseudo-Pseudohypoparathyreoidismus erkrankten Mannes sind, steht zwar mit der Hypothese eines X-chromosomalen Erbganges im Einklang; dabei muß jedoch berücksichtigt werden, daß sie auch der Alternativhypothese eines autosomal dominanten Erbganges nicht widerspricht. Denn unter dieser Hypothese beträgt in allen aus Vater und zwei Töchtern bestehenden Familien die Wahrscheinlichkeit dafür, daß beide Töchter das dominante Allel vom Vater erben $1/2 \times 1/2 = 1/4$. Sie ist also sehr hoch. In dem Stammbaum von HERMANS u. Mitarb. (1964) gibt es eine Familie (Abb. 1: 4. Reihe li.), in der der Vater die Erkrankung auf 3 Töchter übertrug, 2 Söhne und eine 4. Tochter gesund blieben. Dieses Erbverhalten stünde mit einer X-chromosomalen Genlokalisation im Einklang. Dagegen spräche die in der gleichen Reihe aufgeführte Familie, in der die Erkrankung vom Vater auf 2 Söhne übertragen wurde. Leider war dieser Vater bereits verstorben, so daß er nicht untersucht werden konnte.

Von Erkrankungen mit X-chromosomaler Lokalisation der Gene werden Männer in der Regel schwerer befallen als Frauen, vermutlich deshalb, weil Frauen auf ihrem zweiten X-Chromosom allele Gene haben, die den Schaden zum Teil überdecken. So ist es von der schon oft als Beispiel einer X-chromosomal lokalisierten dominanten Erbkrankheit zitierten Vitamin D-resistenten Rachitis bekannt, daß Männer in der Regel schwerer erkranken als Frauen (WINTERS u. Mitarb. 1958). In unserem Falle ist die Feststellung, ob Männer häufig schwerer erkranken als Frauen dadurch möglich, daß das Verhältnis der männlichen und weiblichen Kranken einmal bei der leichteren Variante — dem Pseudo-Pseudohypoparathyreoidismus — festgestellt wird und mit dem Geschlechtsverhältnis bei der schwerer verlaufenden Erkrankung — dem Pseudohypoparathyreoidismus — verglichen wird. Beim Pseudo-Pseudohypoparathyreoidismus finden wir das Verhältnis kranker Männer zu kranken Frauen = 21 : 41, beim Pseudohypoparathyreoidismus = 37 : 55. Im ersten Fall ist das Geschlechtsverhältnis 1 : 2, im zweiten 1 : 1,5. Die Frauen sind also von der leichteren Erkrankung — dem Pseudo-Pseudohypoparathyreoidismus — häufiger befallen, die Männer von der schwereren Erkrankung — dem Pseudohypoparathyreoidismus. Dieses Geschlechtsverhältnis würde gut mit der Hypothese einer X-chromosomalen Lokalisation der Gene für den Pseudohypoparathyreoidismus und den Pseudo-Pseudohypoparathyreoidismus übereinstimmen.

Über eine für die Genetik von Pseudohypoparathyreoidismus und Pseudo-Pseudohypoparathyreoidismus schwer zu deutende Beobachtung berichten SCHWARZ u. WALTER (1962). Es handelt sich um die Kombination der chromatinnegativen Gonadendysgenesie mit dem Pseudo-Pseudohypoparathyreoidismus. Diese Kombination kommt in einer jenseits von zufälliger Koinzidenz liegenden Häufigkeit vor. Die folgende Tabelle 1 enthält 8 Fälle von Pseudo-Pseudohypoparathyreoidismus, von denen 6 sicher und 2 wahrscheinlich gleichzeitig eine chromatinnegative Gonadendysgenesie hatten. Zwei Tatsachen müssen hier jedoch berücksichtigt werden, einmal weisen alle Fälle die leichtere Form, den Pseudo-Pseudohypoparathyreoidismus auf, und zum anderen handelt es sich offenbar ausnahmslos um sporadische Fälle, während bei familiären Fällen niemals eine Kombination mit Gonadendysgenesie beobachtet wurde.

Tabelle 1. *Symptome der Kombination von chromatinnegativer Gonadendysgenesie und Pseudo-Pseudohypoparathyreoidismus*

Autor	Alter Geschlecht	Größe	Chromatinbefund Gonadotropine Menstruation	Symptome des Pseudo-Pseudohypoparathyreoidismus
ARCHIBALD *et al.* (1959)	17 F	130 cm	chromatinnegativ $>$ 200 MUE prim. Amenorrhoe	Metacarpale V sehr kurz
ENGEL *et al.* (1956)	25 F	Klein-wuchs	chromatinnegativ sehr hoch prim. Amenorrhoe	Imbezillität, ektopische Kalkablagerungen, tetanische Katarakte, Radius und Tibia gebogen, IV und V der Metacarpalia verkürzt
HORTLING *et al.* (1960)	24 F	127 cm	unbekannt $>$ 65 MUE prim. Amenorrhoe	Metacarpalia IV verkürzt, Rundgesicht
SCHWARZ u. BAHNER (unveröffentlicht)	15 F	134 cm	chromatinnegativ $>$ 128 MUE prim. Amenorrhoe	Metacarpale IV sehr kurz, hier Epiphysenfugen geschlossen, Gehörgangsexostosen, parathormonrefraktäre Nierentubuli
WERFF TEN BOSCH (1959) Fall I	8,5 F	108 cm	chromatinnegativ $<$ 6 MUE	Metacarpalia IV verkürzt
WERFF TEN BOSCH (1959) Fall II	15 F	127 cm	chromatinnegativ $>$ 90 MUE prim. Amenorrhoe	Metacarpalia IV und V verkürzt
WERFF TEN BOSCH (1959) Fall III	18 F	140 cm	chromatinnegativ $>$ 90 MUE prim. Amenorrhoe	Metacarpalia III, IV und V verkürzt. Calcifikationen?
WERFF TEN BOSCH (1959) Fall IV	14 F	125 cm	unbekannt 6—90 MUE prim. Amenorrhoe	Metacarpalia IV und V verkürzt. Calcifikationen?

Ein überdurchschnittlich gehäuftes Vorkommen der Kombination von chromatinnegativer Gonadendysgenesie mit dem Pseudo-Pseudohypoparathyreoidismus ist kein Argument für eine Lokalisation des Gens für Pseudohypoparathyreoidismus und Pseudo-Pseudohypoparathyreoidismus auf dem X-Chromosom, denn bei einer Genhäufigkeit q müßte die Anomalie in diesem Fall genau so häufig bei Fällen mit Gonadendysgenesie wie bei Männern im allgemeinen auftreten, da in beiden Fällen nur ein X-Chromosom vorhanden ist und die Phänotypenhäufigkeit der Genhäufigkeit q entspricht. Bei Frauen im allgemeinen müßte es dagegen häufiger sein ($2pq + q^2$), da diese zwei X-Chromosomen besitzen. In Wirklichkeit ist die Anomalie aber offenbar bei Patienten mit Gonadendysgenesie ungleich häufiger als bei gesunden Männern und Frauen.

Am wahrscheinlichsten ist es, daß beide Störungen (Pseudo-Pseudohypoparathyreoidismus und Gonadendysgenesie) genetisch nichts miteinander zu tun haben, daß aber manche Fälle von Gonadendysgenesie im Rahmen der sehr vielgestaltigen und variablen Symptomatik auch Symptome besitzen, die denen des Pseudo-Pseudohypoparathyreoidismus gleichen. Wahrscheinlich dürfte das Fehlen des Y-Chromosoms bei der Gonadendysgenesie über noch unbekannte Zwischenstufen in diesen Fällen neben vielen anderen Wirkungen auch in die Stoffwechselvorgänge im Rahmen des Mineralstoffwechsels eingreifen, die vor allem das Normal-Allel des Allels für Pseudo-Pseudohypoparathyreoidismus kontrolliert. Eine derartige Überschneidung der pleiotropen Wirkungsmuster verschiedener genetischer Störungen ist ja auch sonst in der Erbpathologie ganz die Regel. Für eine genetische Unabhängigkeit spricht vor allem die erwähnte Tatsache, daß Gonadendysgenesien bisher nur bei sporadischen, nicht aber bei familiären Fällen von Pseudo-Pseudohypoparathyreoidismus beobachtet wurden.

Die Entscheidung der Frage, wo die Gene für den Pseudohypoparathyreoidismus und den Pseudo-Pseudohypoparathyreoidismus lokalisiert sind, ist damit zur Zeit noch nicht möglich. Für eine Lokalisation auf dem X-Chromosom spricht der etwa doppelt so häufige Befall der Frauen, sowie der relativ häufigere Befall der Männer von der schwerer verlaufenden Variante, dem Pseudohypoparathyreoidismus. Der erstere Befund könnte aber z. B. auch durch die Wirkung geschlechtsbegrenzender Modifikationsgene verursacht sein, wie sie z. B. von HARRIS (1947/49), für die autosomal dominant erblichen multiplen cartilaginären Exostosen nachgewiesen wurden.

4. Chromosomenbefunde

In der Literatur gibt es keine Angaben über Chromosomenbefunde bei Pseudohypoparathyreoidismus und Pseudo-Pseudohypoparathyreoidismus. Bei einem Fall von Pseudohypoparathyreoidismus fanden wir in Kurzkulturen aus Fibroblasten der Haut folgende Chromosomenzahlen (SCHLEICH, PFITZER u. SCHWARZ 1963):

untersuchte Zellen	Zahl der Chromosomen				
	43	44	45	46	47
25	—	—	—	25	—

In einem zweiten Fall, der gleichzeitig eine chromatinnegative Gonadendysgenesie und einen Pseudo-Pseudohypoparathyreoidismus hatte, fanden wir folgende Chromosomenzahlen (SCHWARZ u. WALTER 1962):

untersuchte Zellen	Zahl der Chromosomen				
	43	44	45	46	47
22	3	0	16	1	2

Die letztere Untersuchung wurde mit Kurzkulturen aus Leukocyten gemacht. Im ersten Fall zeigte das Idiogramm keine Abweichungen der Chromosomen von der Norm. Der zweite Fall ergab bei Analyse der Metaphasen die Geschlechtschromosomenkonstitution XO, die einzelnen Chromosomen zeigten aber ebenfalls keine Abweichungen von der Norm (SCHWARZ u. WALTER 1962).

5. Zusammenfassung

Die Genetik des Pseudohypoparathyreoidismus und des Pseudo-Pseudohypoparathyreoidismus zeigt zusammengefaßt folgendes:

1. Pseudohypoparathyreoidismus und Pseudo-Pseudohypoparathyreoidismus sind dominante Erbkrankheiten.
2. Bei beiden Erkrankungen ist das gleiche Gen affiziert.
3. Die Vererbung erfolgt unregelmäßig dominant.
4. Über die Lokalisation der Gene ist noch keine endgültige Aussage möglich. Die Geschlechtsverteilung der Erkrankungen mit Bevorzugung des weiblichen Geschlechts könnte a) die Folge einer X-chromosomalen Lokalisation der Gene sein, b) auch durch geschlechtsbegrenzende Modifikationsgene bei autosomaler Lokalisation der Krankheitsgene erklärt werden. Der relativ schwerere Befall der Männer stünde mit der Hypothese einer X-chromosomalen Genlokalisation im Einklang.
5. In Kurzkulturen aus Leukocyten und Fibroblasten sind weder bei Pseudohypoparathyreoidismus noch bei Pseudo-Pseudohypoparathyreoidismus morphologische Abweichungen der Chromosomen von der Norm zu erkennen.

Ich bin Herrn Prof. VOGEL (Direktor des Institutes für Anthropologie und Humangenetik der Univ. Heidelberg) für die Durchsicht dieses Kapitels, besonders für seine Hilfe in der Interpretation von Gonadendysgenesie und Pseudo-Pseudohypoparathyreoidismus zu Dank verpflichtet.

Die Klinik des Pseudohypoparathyreoidismus und des Pseudo-Pseudohypoparathyreoidismus

1. Einleitung

Im vorstehenden Kapitel wurde gezeigt, daß beim Pseudohypoparathyreoidismus das gleiche Gen affiziert ist, d. h. beide Erkrankungen haben die gleiche Ätiologie. Sie bilden also eine nosologische Einheit. Aus dem Erscheinungsbild war die Identität beider Erkrankungen zunächst nicht abzuleiten, denn der Unterschied — normale Serumcalcium- und Phosphatkonzentration beim Pseudo-Pseudohypoparathyreoidismus und Hypocalciämie mit Hyperphosphatämie beim Pseudohypoparathyreoidismus — ist für die Symptomatologie schwerwiegend. Hypocalciämie und Hyperphosphatämie bedeuten akute Krankheitszeichen — Tetanie und Epilepsie — beim Pseudohypoparathyreoidismus, und normale Serummineralwerte bedeuten beim Pseudo-Pseudohypoparathyreoidismus Fehlen von akuten Krankheitszeichen. Erst lange nach den Erstbeschreibungen wurden Fälle bekannt, die nach ihrer Symptomatologie zwischen Pseudohypoparathyreoidismus und Pseudo-Pseudohypoparathyreoidismus lagen und die, hier als Übergangsfälle bezeichnet, die Identität beider Erkrankungen auch vom Erscheinungsbild her erkennen lassen. Weil aber ein bedeutender Unterschied in der Symptomatologie von Pseudohypoparathyreoidismus und Pseudo-Pseudohypoparathyreoidismus besteht und weil dadurch auch die differentialdiagnostische Abgrenzung beim Pseudohypoparathyreoidismus gegen den Hypoparathyreoidismus, beim Pseudo-Pseudohypoparathyreoidismus gegen hereditäre Skeleterkrankungen erforderlich wird, ist in der folgenden Darstellung der Klinik die Trennung von Pseudohypoparathyreoidismus und Pseudo-Pseudohypoparathyreoidismus beibehalten worden.

Die Diagnosen Pseudohypoparathyreoidismus und Pseudo-Pseudohypoparathyreoidismus werden nach den Symptomen gestellt, denn es gibt weder ein spezifisches pathologisch-anatomisches Substrat noch einen spezifischen Labortest. Einige Autoren haben deshalb die Meinung vertreten, daß nur diejenigen Fälle zum Pseudohypoparathyreoidismus und zum Pseudo-Pseudohypoparathyreoidismus zu zählen sind, die völlig in ihrer Symptomatologie mit den Originalfällen von Albright u. Mitarb. (1942) und (1952) übereinstimmen. Bei einem solchen Vorgehen wäre die Fallzahl beider Erkrankungen sehr klein; denn bei vielen der später beschriebenen Fälle fehlt das eine oder andere Symptom. Wir gehen davon aus, daß gerade beim Pseudohypoparathyreoidismus und beim Pseudo-Pseudohypoparathyreoidismus Schwankungen in den Einzelsymptomen zu erwarten sind und haben die Begründung dafür im Kapitel Genetik gegeben (vgl. S. 9). Im Einzelfall können die Symptome so uncharakteristisch sein, daß nur durch die Untersuchung der Familie eine Diagnose möglich ist. In unserem Fall V, einer Patientin mit Pseudo-Pseudohypoparathyreoidismus, war die Erkrankung nur deshalb zu vermuten, weil sie die Mutter zweier Fälle mit den Vollbildern eines Pseudohypoparathyreoidismus war (der Fälle X und XI). Erst das Röntgenbild der Hände sicherte die Diagnose dadurch, daß ektopische Verkalkungen nachweisbar waren. Die Beispiele dafür, daß oligosymptomatische Fälle erst durch Untersuchung der Familie entdeckt wurden, ließen sich beliebig erweitern. Man kann also nicht nur solche Fälle zum Pseudohypoparathyreoidismus und zum Pseudo-Pseudohypoparathyreoidismus zählen, die alle Symptome der Originalfälle von ALBRIGHT u. Mitarb. (1942 und 1952) haben, sondern muß berücksichtigen, daß das Erscheinungsbild stark variieren kann.

2. Übergangsfälle, die zum Pseudohypoparathyreoidismus und zum Pseudo-Pseudohypoparathyreoidismus gehören können

Das wichtigste Argument für die nosologische Einheit von Pseudohypoparathyreoidismus und Pseudo-Pseudohypoparathyreoidismus wird von der Genetik geliefert. Aber auch im Erscheinungsbild stimmen beide Erkrankungen in wichtigen Symptomen überein, obgleich sie sich in den Serummineralkonzentrationen unterscheiden. Da eine rein zufällige Kombination von Kleinwuchs, Chondrodysplasie, Weichteilverkalkung und Verknöcherung, Oligophrenie, Katarakt und Rundgesicht ganz unwahrscheinlich ist, spricht auch die Tatsache, daß diese spontan seltenen Merkmale in gleicher Weise bei Pseudohypoparathyreoidismus und bei Pseudo-Pseudohypoparathyreoidismus angetroffen werden, für eine nosologische Einheit.

Pseudohypoparathyreoidismus und Pseudo-Pseudohypoparathyreoidismus unterscheiden sich definitionsgemäß in den Serummineralkonzentrationen. Beim Pseudohypoparathyreoidismus findet man Hypocalciämie und Hyperphosphatämie, beim Pseudo-Pseudohypoparathyreoidismus normale Calcium- und Phosphatwerte im Blut. Hier gibt es aber Übergangsfälle. So wollen wir die Fälle bezeichnen, bei denen Pseudohypoparathyreoidismus und Pseudo-Pseudohypoparathyreoidismus zeitlich nacheinander beim gleichen Individuum auftraten und auch solche, die normocalciämisch aber hyperphosphatämisch waren, die also sowohl ein Symptom des Pseudohypoparathyreoidismus wie des Pseudo-Pseudohypoparathyreoidismus gleichzeitig hatten. GERSHBERG u. WESELEY (1960) beobachteten eine 24jährige Frau, die mit 14 Jahren wegen hypocalciämischer Krämpfe mit Dihydrotachysterin und Vitamin D behandelt wurde. Der niedrigste Calciumwert betrug 6,7 mg-%, der Phosphatwert 7 mg-%. Nach dem 20. Lebensjahr wurde sie nicht mehr behandelt und mit 24 Jahren wurde eine Serumcalciumkonzentration von 11,1 mg-% und eine Phosphatkonzentration von 3,5 mg-% gemessen. Nur im letzten Drittel einer Gravidität sanken die Calciumwerte etwas ab. Während dieser Fall vor dem 20. Lebensjahr ein Pseudohypoparathyreoidismus war (es bestanden Kleinwuchs und Brachymetacarpie), muß man ihn im 24. Lebensjahr als Pseudo-Pseudohypoparathyreoidismus bezeichnen. Bei der Beurteilung dieses Falles kommen GERSHBERG u. WESELEY (1960) zu dem Schluß, daß der Pseudo-Pseudohypoparathyreoidismus eine mildere Form des Pseudohypoparathyreoidismus ist. FORBES u. MOLDAWER (1960) beobachteten einen ähnlichen Fall. Ihre Patientin mit den Gestaltmerkmalen des Pseudohypoparathyreoidismus hatte in der Kindheit tetanische Anfälle, war aber als Erwachsene ohne Behandlung zur Zeit der Beobachtung normocalciämisch und normophosphatämisch.

Es gibt also Fälle von Pseudohypoparathyreoidismus, die nur in Zeiten einer vermehrten Belastung des Calcium-Phosphatstoffwechsels veränderte Serummineralkonzentrationen haben, sonst aber wie ein Pseudo-Pseudohypoparathyreoidismus verlaufen. Damit mag es zusammenhängen, daß die meisten Fälle von Pseudohypoparathyreoidismus bei Kindern, die meisten Fälle von Pseudo-Pseudohypoparathyreoidismus bei Erwachsenen beobachtet wurden.

Zu den Übergangsfällen müssen auch die folgenden gezählt werden, deren Serumcalciumkonzentration annähernd normal war, die aber eine deutlich erhöhte Serumphosphatkonzentration hatten:

Autor	Alter Geschlecht	Ca mg-%	P mg-%
AZERAD u. Mitarb. (1953)	24 F	8,8	6,5
COHEN u. DONNELL (1960)	5,6 F	8,0	8,0
MACGREGOR u. WHITEHEAD (1954)	24 F	8,0	5,8
MACKLER u. Mitarb. (1952)	22 F	8,6	17,9
MANN u. Mitarb. (1962)	42 F	8,4	6,0
Fall II	13 M	8,2	9,9

Die oben aufgeführten Fälle sind Übergangsfälle zwischen Pseudohypoparathyreoidismus und Pseudo-Pseudohypoparathyreoidismus in dem Sinne, daß sie nach der Normocalciämie zum Pseudo-Pseudohypoparathyreoidismus gehören, nach der Hyperphosphatämie aber zum Pseudohypoparathyreoidismus. Diese Beobachtung ist auch für die Pathogenese von Bedeutung, denn sie unterstreicht den Unterschied zur echten Nebenschilddrüseninsuffizienz; bei idiopathischem und bei postoperativem Hypoparathyreoidismus ist die Hypocalciämie der konstantere Befund, die Hyperphosphatämie inkonstanter (BRONSKY u. Mitarb. 1958).

Da die Entstehung von Katarakten entscheidend von der Höhe der Plasmaphosphatkonzentration abhängt (vgl. „Pathogenese der Katarakt"), ist das häufige Vorkommen von Katarakten beim Pseudohypoparathyreoidismus verständlich. Beim Pseudo-Pseudohypoparathyreoidismus gibt es aber ebenfalls Katarakte, deren Entstehung zunächst nicht geklärt ist; denn beim Pseudo-Pseudohypoparathyreoidismus sind die Serummineralkonzentrationen definitionsgemäß normal. SERINGE u. TOMKIEWICZ (1956) hatten deshalb vermutet, daß ein besonderer genetischer Faktor zur Entstehung der Katarakt beim Pseudo-Pseudohypoparathyreoidismus führen würde. Die Möglichkeit, daß Patienten mit Pseudo-Pseudohypoparathyreoidismus Phasen haben, in denen sie hypocalciämisch und hyperphosphatämisch sind, lehnten sie als rein hypothetisch ab. Heute nach Kenntnis von Übergangsfällen, erscheint eher die Meinung von SERINGE u. TOMKIEWICZ (1956) hypothetisch; denn bei der hier zur Diskussion stehenden Katarakt handelt es sich um eine spezifische, die nur bei Hypocalciämie und bei Hyperphosphatämie beobachtet wird. Diese Spezifität ist auch bei der Katarakt des Pseudo-Pseudohypoparathyreoidismus gefunden worden (ENGEL u. Mitarb. 1956, MILES u. ELRICK 1955, SMULYAN u. RAISZ 1959, PAPADATOS u. ALIVISATOS 1960, unser Fall VII). Es ist sehr wahrscheinlich, daß die Katarakt beim Pseudo-Pseudohypoparathyreoidismus dadurch entsteht, daß diese Kranken hypocalciämische und hyperphosphatämische Phasen haben, in denen die ersten Linsenniederschläge auftreten. Vermutlich genügen bei annähernd normalem Calcium im Serum schon geringe Erhöhungen der Phosphatkonzentration, um Linsenniederschläge hervorzurufen. Geringe Hypocalciämien und Hyperphosphatämien können aber klinisch symptomlos verlaufen (JORDAN u. KELSALL 1951, DAVIS 1961). Wenn es richtig ist — wofür es gute Gründe gibt —, daß die Fälle von Pseudo-Pseudohypoparathyreoidismus mit Katarakt einmal hypocalciämisch und hyperphosphatämisch gewesen sind, dann muß man diese Fälle ebenfalls zu den Übergangsfällen zählen. Ihre Zahl würde sich damit um 6 vermehren.

Die relativ große Zahl von Übergangsfällen (14), also von Fällen, die definitionsgemäß sowohl zum Pseudohypoparathyreoidismus als auch zum Pseudo-Pseudohypoparathyreoidismus gezählt werden können, zeigt auch von der Klinik her die grundsätzliche Übereinstimmung beider Erkrankungen.

3. Die Symptome des Pseudo-Pseudohypoparathyreoidismus

Die Hauptsymptome der bisher veröffentlichten Fälle von Pseudo-Pseudohypoparathyreoidismus sind in der Tabelle 2 zusammengestellt. Vier weibliche Fälle fehlen, weil ihre Symptome nicht näher beschrieben wurden (BERGSTRAND u. Mitarb. 1958, BROWNE 1950, SERINGE u. TOMKIEWICZ 1956). Die Symptome des Pseudo-Pseudohypoparathyreoidismus in der Kombination mit der chromatinnegativen Gonadendysgenesie sind in Tabelle 1 (Seite 7) aufgeführt.

Tabelle 2. *Hauptsymptome des Pseudo-Pseudohypoparathyreoidismus*

Autor	Alter Geschlecht	Größe	Rundgesicht	verkürzte Metacarpalia	Intelligenz	andere Symptome
Albright u. Mitarb. (1952)	29 M	157	+	I, IV, V bds.	Oligophrenie	Weichteilverkalkungen
Barr u. Mitarb. (1960)	35 F	154	+	II, III, IV, V bds.	Oligophrenie	
Cusmano u. Mitarb. (1956)	F		+	I, IV, V bds.		Mutter eines Falles von Pseudohypoparathyreoidismus
Danowski (1962)	29 M	Kleinwuchs	+	II, III re. IV, V li.		chromatinnegativer echter Hermaphrodit, Gynäkomastie
Dickson u. Mitarb. (1960)	79 F	145	+	III, IV, V bds.	Oligophrenie	Weichteilverk. Katarakt, Mutter eines Pseudohypoparathyreoidismusfalles
Frame u. Carter (1955)	37 F	129	+	keine		Weichteilverk. Mutter eines Falles v. Pseudohypoparathyreoidismus
Gibson (1961)	50 F	144	+	IV, V bds.	Oligophrenie IQ: 30	
Fall II	47 F	151	+	IV, V bds.	Oligophrenie IQ: 33	
Fall III	43 F	144	+	IV, V bds.	Oligophrenie IQ: 26	
Klotz u. Kahn (1957)	18 F	142	+	kurze Hände	Oligophrenie	Schwester eines Falles von Pseudohypoparathyreoidismus
Martin (1955)	2,6 F	83	+	kurze Hände	Oligophrenie	Katarakt, Epilepsie
McNeely u. Mitarb. (1956)	24 M	158	±	III, IV, V bds.	Oligophrenie	Weichteilverkalkungen

Tabelle 2. (Fortsetzung)

Autor	Alter Geschlecht	Größe	Rundgesicht	verkürzte Megacarpalia	Intelligenz	andere Symptome
Miles u. Elrick (1955)	24 F	139	+	I, II, III, IV, V bds.	Oligophrenie	Coxa vara, Katarakt
Moreau u. Mitarb. (1958)	10 M	122	+	IV bds.	Oligophrenie	
Nagant de Deuxchnaisnes (1960)	59 F	152	±	III, IV, V bds.	Oligophrenie	Weichteilverkalkungen, Mutter des folgenden Falles
Fall II	25 M	159	±	I, II, III, IV, V li. IV, V re.	Oligophrenie	Radius curvus bilateralis
Fall III	12 F	126	±	III, IV, V li. I, IV, V re.		
Papadatos u. Alivisatos (1960)	14 F	150	+	III, IV, V bds.		Katarakt
Fall II	3,9 F	81	+	III, IV, V bds.		
Roche (1955)	40 M	154	±	III, IV, V re.	Oligophrenie	blaue Skleren, Exostosen
Rubenstein u. Cody (1959)	40 F	152,5	+	Fingerendglieder verkürzt	Oligophrenie	Exostosen, dichte Aortenverkalkung
Schwarz (1961)	23 M	145	+	III, IV, V bds.	Oligophrenie	Radius curvus bilateralis
unveröffentl.	23 M	166	+	IV, V bds.	Oligophrenie	
unveröffentl.	53 M	145	+	I, III, IV, V bds.	Oligophrenie	Katarakt
unveröffentl.	76 F	132	+	IV bds.	Oligophrenie	Bruder des Vaters hatte einen Pseudo-Pseudohypoparath.
unveröffentl.	59 F	146	±	keine	Oligophrenie	Weichteilverkalkungen, Mutter von 2 Pseudohypoparathyreoidismusfällen
unveröffentl.	36 M	161	+	III, IV, V bds.	Oligophrenie	Als Kind Katarakte operiert
unveröffentl.	60 M	151	+	III re. IV li.	Oligophrenie	Obduktionsbefund! Exostosen, Osteoporose

Tabelle 2. (Fortsetzung)

Autor	Alter Geschlecht	Größe	Rundgesicht	verkürzte Megacarpalia	Intelligenz	andere Symptome
Selye (1949)	F			IV, V bds.	Oligophrenie	Radius curvus bilateralis, Sohn hatte Pseudohypoparathy.
Seringe u. Mitarb. (1956)	16 F	147	±	IV, V re. IV li.	Oligophrenie	Cubitus valgus
Fall II	11 F	138	±	IV bds.	Oligophrenie	Radius curvus bilateralis, Cubitus valgus
Seze, de u. Mitarb. (1961)	49 F	138	+	III, IV, V re. IV, V li.	Debilität	
Silvestrini u. Mitarb. (1962)	24 F	150	+	III, IV, V bds.	Oligophrenie	Weichteilverkalkungen, Exostosen
Smulyan u. Raiz (1959)	65 F	142	+	IV re.	normal	Weichteilverkalkungen, Katarakt, Diabetes mellitus
Tanz (1960)	33 F	150	+	I, II, III, IV, V bds.	Oligophrenie	Weichteilverk., Hüftdysplasie
Fall II	38 M	150	+	IV, V bds.	Oligophrenie	Weichteilverk., Hüftdysplasie
Fall III	57 F	148	+	keine		Weichteilverkalkungen, Mutter der Fälle I und II
Uhr (1961)	20 M		+	IV bds.		Weichteilverk., Exostosen
Uhr (1961) Fall II	17 F	165	+	IV, V bds.		Exostosen, Enchondrome
Fall III	43 F	157	+	keine		Exostosen, Enchondrome, Mutter der Fälle I und II
Wallach u. Mitarb. (1956)	24 M	163	+	Fingerendglieder verkürzt	Oligophrenie	Weichteilverkalkungen
Werff ten Bosch (1959)	14 F	143		V bds.		
Fall VII	49 M	148		III, IV, V bds.		Weichteilverkalkungen, Osteoporose
Fall VIII	18 M	153		II, III, IV, V bds.		

Die vorstehende Tabelle 2 enthält 41 Fälle von Pseudo-Pseudohypoparathyreoidismus, 27 weibliche und 14 männliche. Die Häufigkeit der Hauptsymptome verteilt sich wie folgt:

Kleinwuchs (unter 155 cm)	=	73%
Brachymetacarpie	=	85%
Rundgesicht	=	90%
Oligophrenie	=	66%
Weichteilverkalkungen	=	34%
Katarakt	=	15%

Seltenere Symptome sind Radius curvus bilateralis, Exostosen und Enchondrome. Stammganglienverkalkungen wurden nicht beobachtet.

Das Längenwachstum ist in fast allen Fällen verzögert. 30 Fälle waren unter 155 und 7 über 155 cm groß, von den übrigen fehlen Angaben über die Körpergröße. Der Kleinwuchs wird meist als proportioniert beschrieben. Diejenigen Fälle, in denen sich Angaben über die Körperproportionen finden, zeigen aber, daß eine typische Abweichung vom Normalen vorliegt. Übereinstimmend findet sich eine in Relation zur Körperlänge verkürzte Spannweite, obgleich die Patienten eher breitschultrig sind. Die relative Verkürzung der Spannweite beruht also auf einer Verkürzung der Arme. Auch auf den Abbildungen von typischen Fällen ist zu erkennen, daß die Fingerspitzen im Stehen nur bis zum oberen Drittel des Oberschenkels reichen (Abb. 2 u. 5). Das auffallendste Symptom im Erscheinungsbild ist die Form der Hände, die stets als kurz und plump beschrieben sind. Dieses Symptom ist besonders leicht zu erkennen und bei gleichzeitigem Kleinwuchs das Leitsymptom. Die Füße haben in der Regel die gleiche kurze plumpe Form und in unseren Fällen war auch die Boden-Symphysenlänge verkürzt, in Relation zur Körperlänge.

Das Rundgesicht ist ein noch häufiger beobachtetes Gestaltmerkmal als der Kleinwuchs. Werff ten Bosch (1959) u. a. haben darauf hingewiesen, daß dieses Symptom am wenigsten spezifisch ist. Seine diagnostische Bedeutung ist deshalb gering. Immerhin gibt es Fälle, bei denen die Gesichtsform in so typischer Weise vom Durchschnitt abweicht, daß dadurch eine gewisse Ähnlichkeit der Patienten untereinander bestehen kann. Die Oligophrenie, die sich auch im Gesichtsausdruck zeigt, verstärkt diese Ähnlichkeit im Aussehen.

Verkürzungen der Metacarpalia und Metatarsalia sind ein recht spezifisches Symptom des Pseudo-Pseudohypoparathyreoidismus, allerdings kommen wohl auch in seltenen Fällen Brachymetapodien bei den multiplen cartilaginären Exostosen und gelegentlich auch bei Gesunden vor. In Reihenuntersuchungen an Normalpersonen fanden Archibald u. Mitarb. (1959) nie Brachymetapodien wie bei Pseudohypoparathyreoidismus und bei

Pseudo-Pseudohypoparathyreoidismus. Auch BAKWIN u. Mitarb. (1950), die 1000 Hände von Epileptikern untersuchten, sahen nie Brachymetapodien.

Nur bei 5 der 41 in der Tabelle 2 aufgeführten Fälle waren keine Brachymetapodien (unter Brachymetapodie werden Brachymetacarpie und -tarsie zusammengefaßt) oder Chondrodysplasien vorhanden. Da diese 5 Fälle

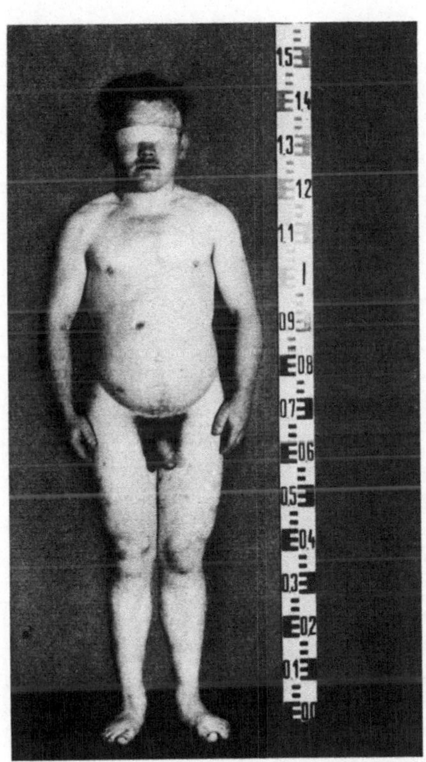

Abb. 2. Pseudo-Pseudohypoparathyreoidismus (Fall I)

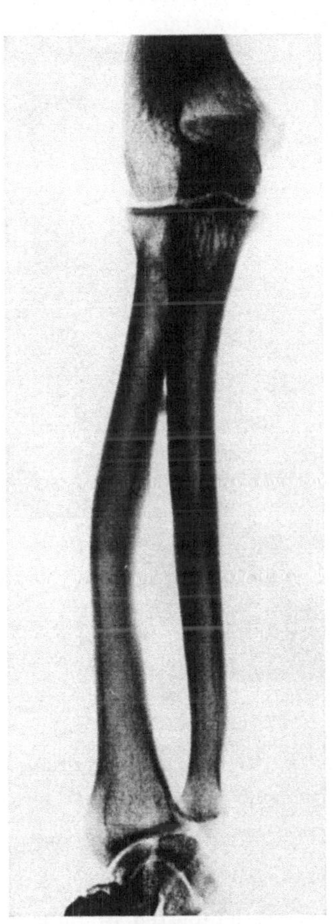

Abb. 3. Radius curvus bilateralis (Fall I)

mit Sicherheit zum Pseudo-Pseudohypoparathyreoidismus gehören, so kann danach in seltenen Fällen die Brachymetapodie fehlen. Wenn dieses spezifische Symptom fehlt, muß die Diagnose durch ein anderes spezifisches Symptom gesichert werden. Im Fall von WALLACH u. Mitarb. (1956) waren z. B. Weichteilverkalkungen vorhanden, in unserem Fall V waren ebenfalls Weichteilverkalkungen nachweisbar, außerdem war hier das Vollbild des Pseudohypoparathyreoidismus bei zwei Kindern vorhanden. Auch die Fälle von Frame u. Carter (1955), Klotz u. Kahn (1957), Tanz (1961) gehören sicher zum Pseudo-Pseudohypoparathyreoidismus, obgleich keine Brachymetapodie vorhanden war, weil andere Familienmitglieder das typische Bild der Erkrankung zeigten.

Die Verkürzungen der Mittelhand- und Mittelfußknochen sind in der Regel bilateral symmetrisch. Sie können aber auch einseitig vorkommen

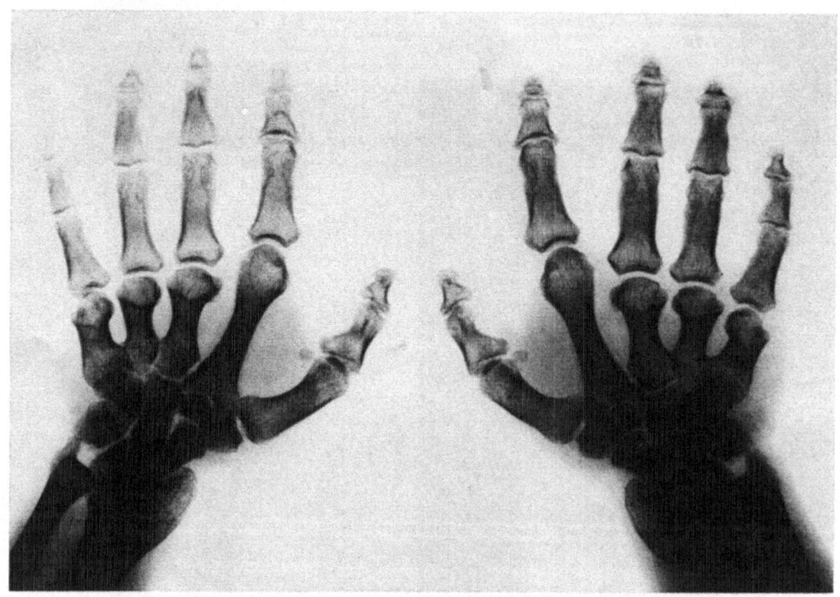

Abb. 4. Brachymetacarpie (Fall I)

(1 Fall), und die Läsionen können asymmetrisch sein (4 Fälle). Die Verkürzungen verteilen sich auf folgende Metacarpalia:

Metacarpale	I	II	III	IV	V
affiziert in	7	6	18	36	32 Fällen

Am häufigsten ist danach das Metacarpale IV verkürzt, dann folgt das Metacarpale V und III und am seltensten sind die Metacarpalia II und I betroffen. Die Gründe für den unterschiedlichen Befall kennt man nicht. Typische Brachymetacarpien zeigen die Abb. 4, 6 u. 10. Die Verkürzungen sind die Folge eines vorzeitigen Schlusses der Epiphysenfugen an den befallenen Knochen (Abb. 10). Die Verkürzungen der Metatarsalia sind der Übersichtlichkeit halber in der vorstehenden Tabelle nicht aufgeführt, einmal weil sie sich in der Regel nach eigenen Erfahrungen wie die Metacarpalia verhalten und zum anderen, weil sie in vielen Arbeiten nicht einzeln angegeben sind.

Ektopische Verkalkungen sind ein spezifischeres aber selteneres Symptom des Pseudo-Pseudohypoparathyreoidismus. Sie wurden bei 14 von 41 Fällen nachgewiesen. Meist ist das subcutane Gewebe, bevorzugt in der Umgebung der Gelenke betroffen. Häufig sind es disseminierte Kalkeinlagerungen (Abb. 7), seltener sind größere Bezirke zusammenhängend verkalkt, so daß deshalb chirurgische Eingriffe notwendig wurden (TANZ 1961). Bei histologischer Untersuchung und im Röntgenbild waren in verschiedenen Fällen knochenähnliche Strukturen in den verkalkten Weichteilbezirken nachweisbar.

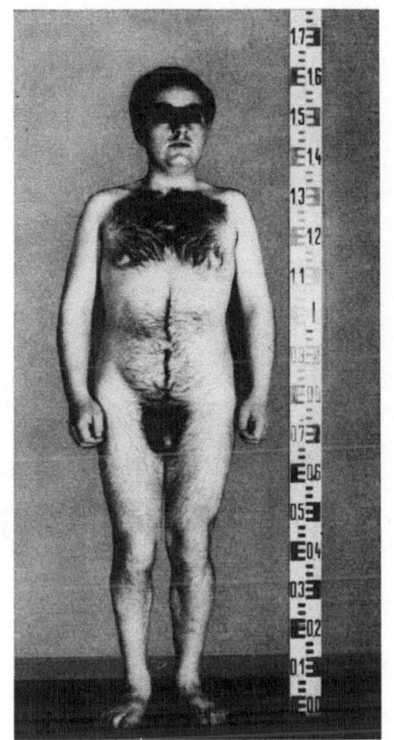

Abb. 5. Pseudo-Pseudohypoparathyreoidismus (Fall II)

Abb. 6. Brachymetacarpie IV und V bds. (Fall II)

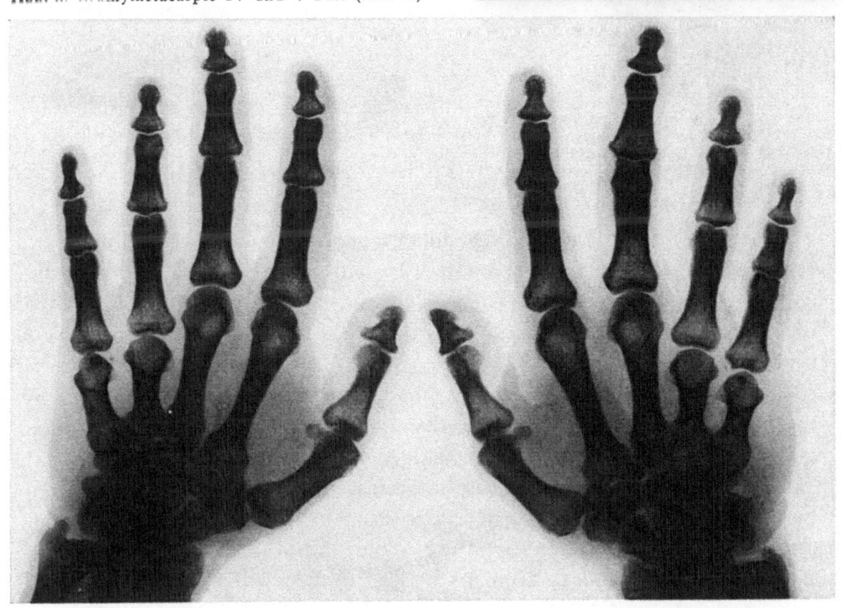

Imbezillität, Oligophrenie, verminderte Intelligenz ist zwar ein häufiges (27 von 41 Fällen), aber allein, unspezifisches Symptom des Pseudo-Pseudohypoparathyreoidismus. Die Oligophrenie, die in $^2/_3$ der Fälle vorhanden war, zieht meist keine Arbeitsunfähigkeit nach sich. So konnten unsere eigenen Fälle ihren Lebensunterhalt selbst bestreiten, obgleich alle eine mehr oder weniger ausgesprochene Verminderung der Intelligenz hatten.

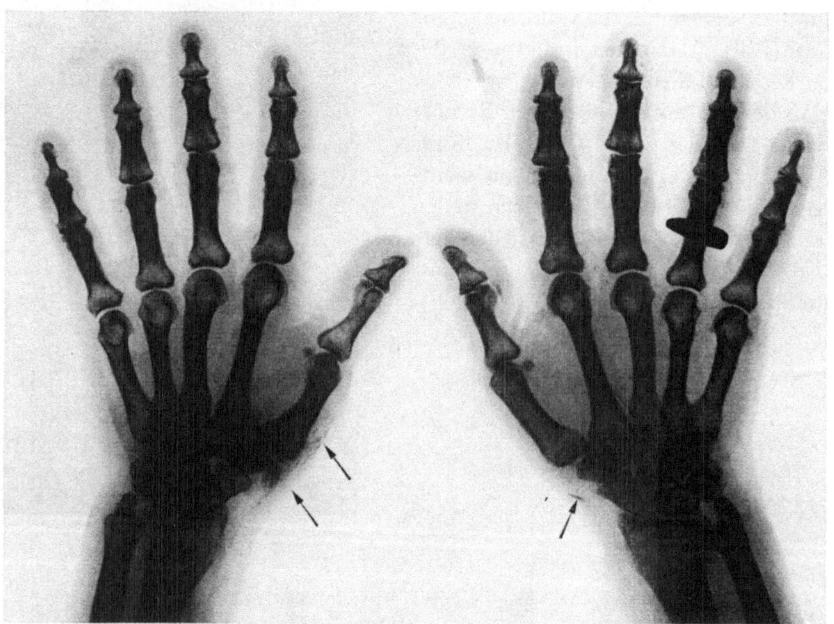

Abb. 7. Ektopische Weichteilverkalkungen beim Pseudo-Pseudohypoparathyreoidismus (Fall V, Mutter von zwei Patienten mit Pseudohypoparathyreoidismus). In diesem Fall fehlen die Mittelhandverkürzungen, die bei beiden Kindern vorhanden sind (Fälle X u. XI) und die ektopischen Verkalkungen zusammen mit der Familienanamnese erlauben die Diagnose

Seltenere Symptome des Pseudo-Pseudohypoparathyreoidismus sind tetanische Katarakte (7 von 41 Fällen), Exostosen (5 von 41 Fällen), Radius curvus bilateralis (3 von 41 Fällen), siehe auch Abb. 3, Hüftdysplasien und Coxa vara (3 von 41 Fällen) und Cubitus valgus und blaue Skleren (je 2 von 41 Fällen).

Die Serumcalcium- und Phosphatkonzentrationen waren bei allen Fällen von Pseudo-Pseudohypoparathyreoidismus normal, so daß es nicht notwendig ist, Einzelwerte anzugeben. Diejenigen Fälle, bei denen vorübergehende Hypocalciämien und Hyperphosphatämien beobachtet wurden, sind als Übergangsfälle bezeichnet worden. Die Einzelheiten finden sich in: Übergangsfälle, die zum Pseudohypoparathyreoidismus und Pseudo-Pseudohypoparathyreoidismus gehören können, S. 18—20 und in der Tabelle 3.

Die renale Calcium- und Phosphatausscheidung war bei den Fällen von SERINGE u. TOMKIEWICZ (1956), TANZ u. Mitarb. (1960), DE SÉZE u. Mitarb. (1961) und bei unseren eigenen Fällen normal. Sie lag also zwischen 100 und 200 mg Ca/24 Std und zwischen 500—800 mg P/24 Std.

Der Ellsworth-Howard-Test (Technik und Interpretation vergleiche „Pathophysiologie des Pseudohypoparathyreoidismus" und „Pathophysiologie des Pseudo-Pseudohypoparathyreoidismus") zeigt beim Pseudo-Pseudohypoparathyreoidismus unterschiedliche Ergebnisse. Eine Zunahme der Phosphatdiurese nach Parathormongabe sahen MILES u. ELRICK (1955), ROCHE (1955), McNEELY u. Mitarb. (1956), WALLACH u. Mitarb. (1956), SERINGE u. TOMKIEWICZ (1957) und DANOWSKY (1962), keine Zunahme der Phosphatdiurese, d. h. eine Parathormonresistenz sahen ALBRIGHT u. Mitarb. (1952), SMULYAN u. RAISZ (1959), BARR u. Mitarb. (1960) und TANZ (1960). Wir fanden in einem Fall (Fall VI) eine Parathormonresistenz, in allen übrigen aber eine deutliche Zunahme der Phosphatdiurese nach Parathormon-

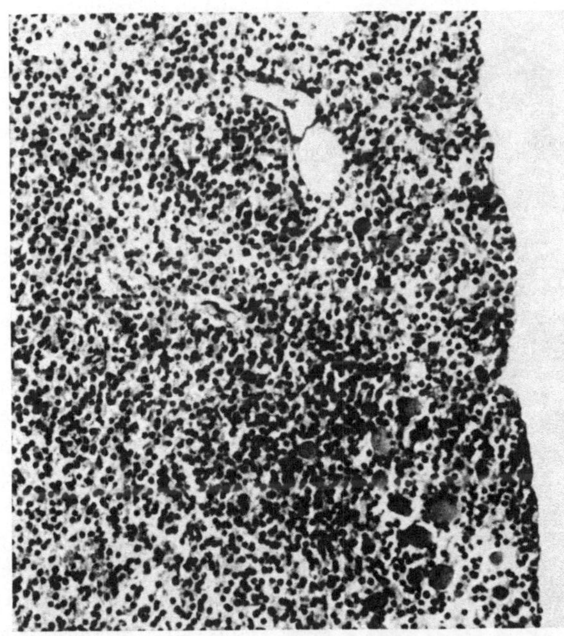

Abb. 8. Histologisches Bild einer von drei aufgefundenen Nebenschilddrüsen bei Pseudo-Pseudohypoparathyreoidismus (Fall VII). Die fehlenden Zeichen der Altersinvolution (60jähriger Mann) sprechen dafür, daß eine gewisse vermehrte Aktivität besteht oder bestanden hatte (SCHWARZ u. DIEZEL 1964)

gabe (Fälle I—VII). Der Ellsworth-Howard-Test ist deshalb zur Differentialdiagnose des Pseudo-Pseudohypoparathyreoidismus nur dann zu verwerten, wenn er eindeutig negativ ist, d. h. fehlende Phosphatdiurese nach Parathormongabe (bei wirksamem Extrakt) spricht zugunsten der Diagnose.

Die üblichen Laboruntersuchungen ergaben beim Pseudo-Pseudohypoparathyreoidismus keine Abweichungen von der Norm. Gelegentlich gefundene Erniedrigungen des Grundumsatzes sind wahrscheinlich nicht auf eine gleichzeitig bestehende Hypothyreose zurückzuführen, sondern sie sind die Folge der in der Regel vorhandenen Adipositas. Hier kann der gegenüber Normalpersonen vermehrte Gehalt des Körpers an weniger stoffwechselaktivem Fettgewebe die Erniedrigung des Grundumsatzes verursachen. Oder es sind scheinbare Grundumsatzsenkungen deshalb, weil die Standardtabellen auf den Kleinwuchs nicht zutreffen.

Endokrine Störungen außerhalb der Nebenschilddrüsen, die reaktiv durch die Störung des Calcium-Phosphatstoffwechsels beim Pseudo-Pseudohypoparathyreoidismus affiziert sein können (vgl. „Pathophysiologie des Pseudo-Pseudohypoparathyreoidismus") (Abb. 8), gehören nicht zum Krankheitsbild. Zahlreiche Fälle sind fertil, wie es die familiären Fälle deutlich zeigen. Diejenigen weiblichen Fälle mit primärer Amenorrhoe gehören zu einer besonders charakterisierten Gruppe, bei der der *Pseudo-Pseudohypoparathyreoidismus in Kombination mit der chromatinnegativen Gonadendysgenesie* vorkommt (vgl. Tabelle 1, S. 7). Der Wachstumsrückstand scheint hier besonders ausgesprochen zu sein, offenbar, weil sich der Kleinwuchs der Gonadendysgenesie und der des Pseudo-Pseudohypoparathyreoidismus summieren. Als Symptome der Gonadendysgenesie fand sich in allen daraufhin untersuchten Fällen ein chromatinnegativer Zellkernbefund, bei Patienten vor der Pubertät ein Rückstand in der Knochenentwicklung, bei Patienten jenseits der Pubertät eine erhöhte Gonadotropinausscheidung und eine primäre Amenorrhoe; vom Pseudo-Pseudohypoparathyreoidismus fand sich die pathognomonische Brachymetacarpie und -metatarsie. Im Fall von Engel u. Mitarb. (1956) waren außerdem ektopische Verkalkungen, tetanische Katarakte und Radius curvus bilateralis vorhanden, in einem

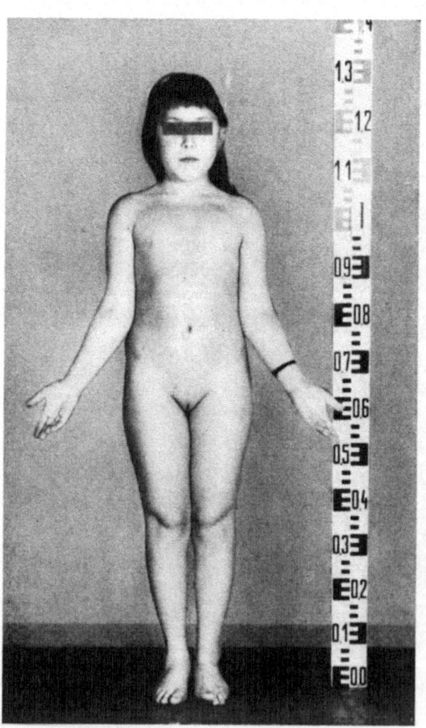

Abb. 9. Pseudo-Pseudohypoparathyreoidismus in Kombination mit chromatinnegativer Gonadendysgenesie (Fall VI)

eigenen Fall (Fall VI) Exostosen und eine Parathormonresistenz (Abb. 9 u. 10). Es handelt sich hier zweifellos um ein Krankheitsbild, bei dem die spezifischen Symptome des Pseudo-Pseudohypoparathyreoidismus mit denen der chromatinnegativen Gonadendysgenesie kombiniert sind. Es ist nicht be-

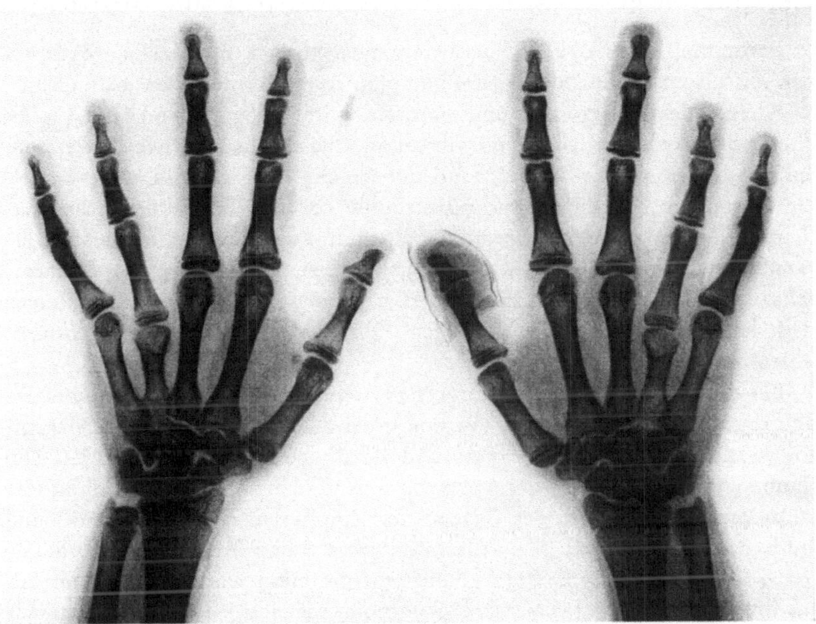

Abb. 10. Brachymetacarpie IV

rechtigt, etwa die Symptome des Pseudo-Pseudohypoparathyreoidismus zu den Mißbildungen der Gonadendysgenesie zu zählen. Sowohl beim Pseudo-Pseudohypoparathyreoidismus wie auch bei der chromatinnegativen Gonadendysgenesie handelt es sich um nosologische Krankheitseinheiten, so daß das gemeinsame Vorkommen beider Erkrankungen beim gleichen Individuum als Kombination von zwei Krankheiten zu betrachten ist (vgl. auch S. 13—15).

Fassen wir die Symptomatologie des Pseudo-Pseudohypoparathyreoidismus zusammen, so findet man als Hauptsymptome: Kleinwuchs, Brachymetapodie und ektopische Verkalkungen als spezifische gut definierte Symptome; Rundgesicht und Oligophrenie sind in der Regel vorhanden, aber nicht als spezifisch für die Diagnose anzusehen. An fakultativen Symptomen werden beobachtet: Katarakte, Exostosen, Hüftgelenkdysplasien, Radius curvus bilateralis, blaue Skleren und Enchondrome. Sie erlangen dann diagnostische

Bedeutung, wenn sie zusammen mit den Hauptsymptomen vorkommen. Durch die Erblichkeit kann ein zusätzliches diagnostisches Kriterium geliefert werden, indem z. B. ein oligosymptomatischer Fall durch Vorkommen von klassischen Fällen in der gleichen Familie diagnostiziert werden kann.

4. Differentialdiagnose des Pseudo-Pseudohypoparathyreoidismus

Bestimmte hereditäre Skeleterkrankungen können in einzelnen Symptomen mit denen des Pseudo-Pseudohypoparathyreoidismus übereinstimmen.

Klein- oder Zwergwuchs und ein dominanter Erbgang sind auch für die Chondrodystrophie oder Chondrodysplasie charakteristisch. Die Abweichungen von den normalen Körperproportionen sind aber hier viel ausgesprochener. Besonders die für Chondrodystrophie so sehr charakteristische Verkürzung der proximalen Extremitätenabschnitte und das Fehlen der für den Pseudo-Pseudohypoparathyreoidismus typischen Verkürzung der Metacarpalia und Metatarsalia machen die Abgrenzung der beiden Erkrankungen meist leicht. Ektopische Verkalkungen, Oligophrenie, Katarakte, Exostosen fehlen bei der Chondrodystrophie.

Bei den multiplen cartilaginären Exostosen liegt ebenfalls ein dominanter Erbgang mit Bevorzugung des weiblichen Geschlechts vor, und gelegentlich werden hier auch Kleinwuchs und Brachymetacarpien beobachtet. Das Hauptsymptom ist aber die vor Abschluß der Pubertät erfolgte Bildung von zahlreichen Exostosen in der Gegend der Epiphysenfugen; Kleinwuchs und Brachymetacarpien sind allenfalls fakultative Symptome. Die Abgrenzung vom Pseudo-Pseudohypoparathyreoidismus ist meist einfach, denn hier bilden die Exostosen ein fakultatives Symptom, nie sind sie so ausgedehnt wie bei den cartilaginären Exostosen. Eine genetische Variante mit Hypocalciämie und Hyperphosphatämie gibt es bei den multiplen cartilaginären Exostosen nicht, und in den entsprechenden Familien ist nie Pseudohypoparathyreoidismus und Pseudo-Pseudohypoparathyreoidismus beobachtet worden, so daß der Meinung von TODD u. Mitarb. (1961) widersprochen werden muß, die die multiplen cartilaginären Exostosen und den Pseudo-Pseudohypoparathyreoidismus unter einem Oberbegriff „genetische Defekte des Knochens, des Calcium- und Phosphatstoffwechsels" zusammenfassen wollen. Ektopische Verkalkungen, Katarakte, Rundgesicht, Oligophrenie gibt es bei den multiplen cartilaginären Exostosen nicht. Zu Verwechslungen Anlaß geben die bei beiden Erkrankungen vorkommenden Brachymetapodien. Sie sind allerdings bei den multiplen cartilaginären Exostosen selten und meistens sind sie auf der Seite ausgeprägter, auf der die Exostosen ausgedehnter sind (Abb. 11).

Die multiple epiphysäre Dysplasie (JACKSON u. Mitarb. 1954), die TODD u. Mitarb. (1961) ebenfalls zur großen Gruppe der hereditären Knochendefekte rechnen wollen, hat mit dem Pseudo-Pseudohypoparathyreoidismus nichts zu tun; denn entsprechende Unregelmäßigkeiten in den epiphysären Verknöcherungszonen, die sich röntgenologisch nachweisen lassen, findet man beim Pseudo-Pseudohypoparathyreoidismus nie, obgleich auch Fälle mit noch offenen Epiphysenfugen beobachtet wurden.

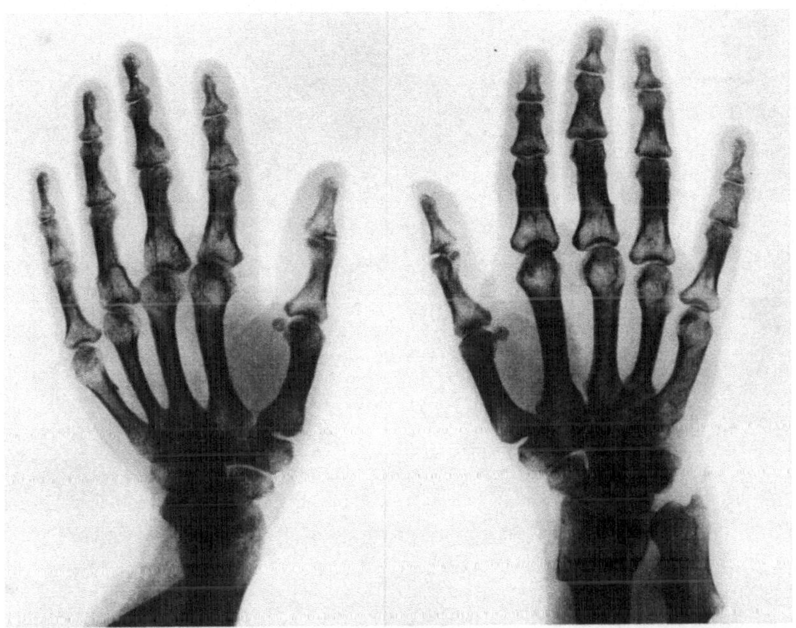

Abb. 11. Brachymetacarpie bei hereditären multiplen cartilaginären Exostosen. Die schwerer befallene rechte Hand hat die stärkere Brachymetacarpie

Schon ALBRIGHT u. Mitarb. (1952) haben in ihrer ersten Mitteilung über den Pseudo-Pseudohypoparathyreoidismus eine Abgrenzung gegenüber der Myositis ossificans progressiva vorgenommen. Diese Erkrankung verläuft ausgesprochen schwer, schreitet unaufhaltsam fort und die Verkalkung betrifft ganz bevorzugt die Muskulatur und nicht das Bindegewebe. Alle übrigen Symptome, die beim Pseudo-Pseudohypoparathyreoidismus vorkommen, fehlen bei der Myositis ossificans progressiva. Nur selten kommen Exostosen (nach der Pubertät) vor (SINGLETON u. HOLT 1954), und auch Heredität wurde selten beobachtet (TODD u. Mitarb. 1961), so daß der Unterschied der Myositis ossificans progressiva zum Pseudo-Pseudohypoparathyreoidismus so groß ist, daß die Differentialdiagnose keine Schwierigkeiten macht.

Schließlich ist die Frage berechtigt, ob isoliert vorkommende Brachymetapodien zum Pseudo-Pseudohypoparathyreoidismus zu rechnen sind. Die Abb. 12 zeigt z. B. eine asymmetrische Brachymetacarpie bei einer 22jährigen Patientin, die völlig gesund und normal groß war. Auch bei den Eltern und Geschwistern konnten wir keine Symptome des Pseudo-Pseudohypoparathyreoidismus finden. Nach unserer Meinung kann man Fälle mit isolierten Brachymetacarpien nur dann zum Pseudo-Pseudohypoparathyreoidismus zählen, wenn in der Familie Vollbilder der Erkrankungen vorkommen. In einem solchen Fall müßte die isolierte Brachymetacarpie als „forme

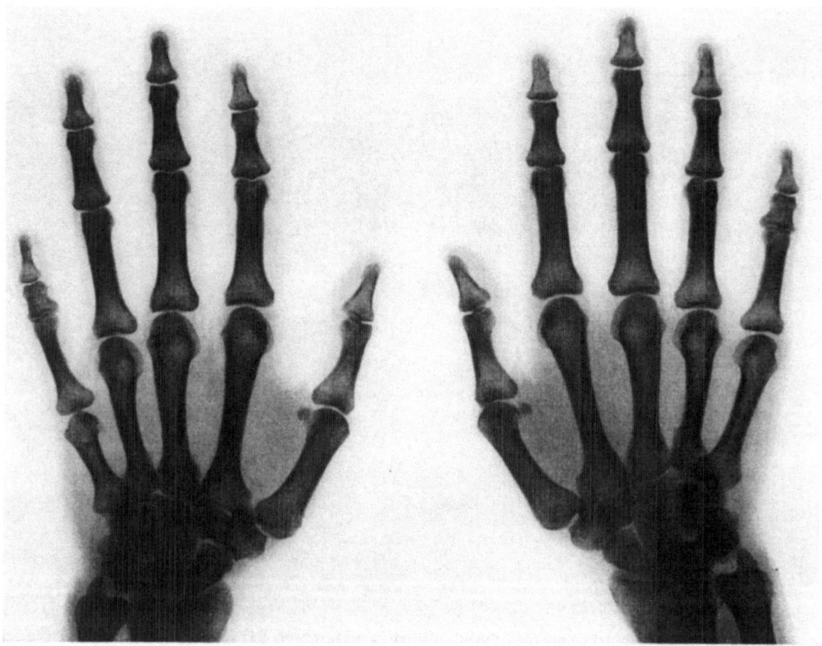

Abb. 12. Isolierte Brachymetacarpie bei einer sonst völlig gesunden 22jähr. Patientin

fruste" der Erkrankung angesehen werden, mit deren Vorkommen man rechnen muß. Es ist mehrfach betont worden, daß der „genetische Defekt" des Pseudo-Pseudohypoparathyreoidismus in seiner phänotypischen Ausprägung sehr wechselt, weil ihn gesunde Gene überdecken können.

Brachymetacarpien mit Kleinwuchs können nicht mehr als isoliertes Symptom angesehen werden und ein solcher Fall ist zum Pseudo-Pseudohypoparathyreoidismus zu zählen. In der Tabelle 2 gibt es mehrere Beispiele dafür (Werff ten Bosch 1959, Nagant de Deuxchnaisnes u. Mitarb. 1960, Tanz 1960).

5. Die Symptome des Pseudohypoparathyreoidismus

Beim Pseudohypoparathyreoidismus bestehen die gleichen Gestaltmerkmale wie beim Pseudo-Pseudohypoparathyreoidismus, daneben aber die Plasmamineralveränderungen des Hypoparathyreoidismus: Hypocalciämie und Hyperphosphatämie. Der Hypoparathyreoidismus ist charakterisiert:

1. durch eine Hypocalciämie,
2. durch eine Hyperphosphatämie,
3. durch eine chronische Tetanie und eine symptomatische Epilepsie,
4. durch normale Ausscheidungsmöglichkeiten der Mineralien (Fehlen von Niereninsuffizienz),
5. durch normale intestinale Resorptionsmöglichkeiten für Calcium und Phosphat (Fehlen von Steatorrhöen und Durchfällen), DRAKE u. Mitarb. (1939).

Man unterscheidet den postoperativen Hypoparathyreoidismus nach Schilddrüsenoperationen und den idiopathischen Hypoparathyreoidismus, dessen Ätiologie unbekannt ist. Wählt man diese einfache Einteilung, so ist der Pseudohypoparathyreoidismus eine besonders charakterisierte Untergruppe des idiopathischen Hypoparathyreoidismus. Es ist viel darüber diskutiert worden, ob es berechtigt ist, den Pseudohypoparathyreoidismus vom idiopathischen Hypoparathyreoidismus zu trennen oder ob es sich nicht um das gleiche Krankheitsbild handelt. In diesem Fall entsteht z. B. die Frage, ob Wachstumsrückstand, Skeletanomalien usw. etwa die Folgen des unbehandelten Hypoparathyreoidismus sind (JESSERER 1959 u. 1964). Diese Frage wird in der Differentialdiagnose des Pseudohypoparathyreoidismus wieder aufgenommen. Sie ist aber schon dadurch eindeutig entschieden, daß der Pseudo-Pseudohypoparathyreoidismus die gleichen Gestaltmerkmale wie der Pseudohypoparathyreoidismus hat, ohne daß hier Hypocalciämie und Hyperphosphatämie vorhanden sind.

Die nachstehende Tabelle 3 enthält 97 Fälle von Pseudohypoparathyreoidismus, 56 weibliche und 41 männliche. Die Häufigkeit der Hauptsymptome verteilt sich wie folgt:

Kleinwuchs (unter 155 cm)	= 88%
Brachymetapodie	= 83%
Weichteilverkalkungen	= 47%
Rundgesicht	= 91%
Oligophrenie	= 65%
Katarakte	= 29%
Zahnanomalien	= 29%
Stammganglienverkalkungen	= 29%

(nur Erwachsene über 18 Jahre gezählt).

Nicht in der Tabelle enthalten sind 2 Fälle von LACHMANN (1941), 1 Fall von KOLB u. RUKES (1954), 1 Fall von GERSHBERG u. Mitarb. (1959), 1 Fall von FORBES u. MOLDAWER (1960), weil keine ausreichenden Einzelheiten über die Symptome angegeben sind. Es fehlen ferner die Fälle von LOWE u. Mitarb. (1950) und von JACKSON u. Mitarb. (1956) weil sie

Tabelle 3.

Autor	Alter Geschlecht	Größe cm	Rundgesicht Gebiß	verkürzte Metacarpalia
1. Albright u. Mitarb. 1942	20 J. F	130	+ Zahnhypoplasie	I, III, IV, V
Fall II	12 J. F		+	keine
Fall III	3,5 J. M		+	
2. Alexander u. Tucker (1949)	49 J. M	150	+ irreguläre Zahneruption	
3. Azerad u. Mitarb. (1953)	24 J. F	130	+ irreguläre Zahneruption	I, III, IV, V
4. Baer u. Mitarb. (1957)	30 J. M	Klein-wuchs	+	kurzer Mittelfinger
5. Bakwin u. Mitarb. (1951)	16 J. F	127	+	I, III, IV, V re. I, II, IV, V li.
6. Behague u. Solas (1956)	10 J. F	122	+ verzögert	I, IV, V li. I, III, IV, V re.
7. Berardinelli (1951)	16 J. M	142		
8. Bergstrand u. Mitarb. (1958)	12 J. F	149	+ verzögert Fehlstellung	IV u. V
Fall II	10 J. M	130	+ verzögert	I
Fall III	13 J. M	145,5	+ normal	keine
9. Bille (1952)	9 J. F	129	+	I, III, IV, V
10. Bishop u. Mowbray (1951)	16 J. F	140	+	IV u. V
11. Browne (1956)	F	Klein-wuchs	+	I, III, IV, V

Intelligenz	Calcium mg-%	Phosphat mg-%	PTE-Effekt Ser. Ca	PTE-Effekt Urin PO_4	Calcifikationen Exostosen	Sonstige Symptome
ligophrenie	6,4	6,2	ϕ	ϕ	Extremitäten	Tetanie seit 12 J. Osteosklerose, biopt. norm. Nebenschilddr.-Gewebe
ligophrenie	8,9	6,3	ϕ	ϕ		Tetanie seit 2. Jahr Osteosklerose
ɔrmal	7,1	10,0	ϕ	ϕ	Bauch, Brust, Extremitäten	Tetanie seit 3. Jahr
	6,8	6,8		ϕ	um die Gelenke mit Bewegungseinschränkung Stammganglien	Katarakt, Parkinsonismus, Epilepsie
ligophrenie	8,6	5,5		ϕ	Gesicht	Katarakt, Tetanie seit dem 7. J. Osteoporose
ɔrmal	5,5	10,5		ϕ	Ganglienverkalk.	Tetanie seit d. 22. J.
ligophrenie	6,7	7,0		ϕ		gebogene Fibulae Tetanie seit d. 14. J.
ligophrenie	4—6	6—11		ϕ	Abdomen	Tetanie seit dem 3. 5. J.
ormal			ϕ	ϕ		Epilepsie u. Diabetes insip. seit 4. J.
ligophrenie	7,8	10,0		ϕ	Exostosen	Tetanie seit 3. J. Katarakt
ligophrenie	6,0	6,7		ϕ	li. Hand Unterarm Calcifik. u. Ekzem. Knochenbild	Tetanie seit 5. J. Katarakt
ıst normal	7,5	7,3	ϕ	ϕ	keine	Tetanie seit 13. J. Katarakt
)ligophrenie	6,0	7,5	O —	ϕ	Calcifikationen li. Handgelenk	Tetanie seit 7. J.
)ligophrenie	6,0	4,2		ϕ	Weichteile Stammganglien	gebogene Tibiae, Osteophyten, Tetanie seit d. 6. J.
	4,5	10,0			Extremitäten	Tetanie seit d. 8. J. J. Radius curvus bilateral.

Tabell

Autor	Alter Geschlecht	Größe cm	Rundgesicht Gebiß	verkürzte Metacarpalia
12. BUCHS (1954)	12,5 J. M	140	+ Schmelzdefekte	I, III, IV, V
13. BUTTERWORTH u. Mitarb. (1956)	23 J. M	150	+ nicht durchgebrochene Zähne, Fehlstellungen	IV u. V
14. COHEN u. DONNEL (1960)	10 J. F	130	+ verzögert	I, III, IV, V bds.
15. CUSMANO u. Mitarb. (1956)	12 J. F	Kleinwuchs	?	I, IV, V
Fall II	12 J. F	Kleinwuchs	+	re. I, IV, V li., I, III, IV, V
Fall III	19 J. M	Kleinwuchs	+	re. I, IV, V, li. V
Fall IV	erwachs. I	Kleinwuchs	+	I, IV, V
Fall V	11 J. F	Kleinwuchs	+	V
Fall VI	5,5 J. F	Kleinwuchs	+	I, IV, V Mittelphalangen der V. Finger kurz
16. DICKSON u. Mitarb. (1960)	39 J. M	149	+	IV u. V
17. ELRICK, ALBRIGHT u. Mitarb. (1950)	27 J. M	152	+	normal
Fall II	17 J. F	137	+	I, III, IV, V
Fall III	34 J. F	157	+	keine
Fall IV	9 J. F	148	+	keine
18. ENGLESON (1951)	$8^1/_2$ J. M	unter Durchschnitt		IV, V bds.

tsetzung)

ntelligenz	Calcium mg-%	Phosphat mg-%	PTE-Effekt		Calcifikationen Exostosen	Sonstige Symptome
			Ser. Ca	Urin PO_4		
gophrenie	6,8	8,7		∅	Beine, Hände, Becken	Tetanie seit d. 10. J. Katarakt
mal	7,1—7,5	5,2—5,7		∅		Tetanie seit der Kindheit
gophrenie	8,0	8,0	∅		Tibia links Kopf, Schulter	Hypothyreose
drig	6,0	2,6	∅	∅′	re. Hand, li. Handgelenk, Knie, Fuß	Tetanie seit Geburt
drig	5,4	8,5			li. Ellenbogen bd. Füße	Seit d. 5. J. Tetanie
gophrenie	7,2	6,4		∅	obere u. untere Extremitäten	Seit d. Kindheit Tetanie
gophrenie	7,2	5,4			Stammganglien	Seit d. 10. J. Tetanie
gophrenie	7,3	5,1				Keine Tetanie, keine Behandlung
gophrenie	6,0	13,3		∅		Tetanie s. d. 3. Monat
	4,2	7,6	∅	∅	li. Hüfte, re. Schulter	Katarakt, Osteoporose, Tetanie seit der Kindheit
igophrenie	6,5	6,7	∅	+	Ganglien-verkalkung	Tetanie s. d. 12. J. biopt.: Nebenschild-drüsenhyperplasie Katarakt
igophrenie	5,8—6,7	5,2—6,1	∅	∅	Knie, Crista iliaca, Füße, biopt.: Knochenbild	Schlafneigung Tetanie s. d. 17. J.
	7,7	4,3		∅	Ganglien-verkalkung	Tetanie s. d. Kindh. biopt.: hyperplastisches Nebenschilddrüsen-Gewebe
	4,8	9,2		∅		Tetanie s. d. 4. Jahr
igophrenie : 89	7,0	6,0		∅		Mit 33. J. Anfall v. Tetanie

Tabel

Autor	Alter Geschlecht	Größe cm	Rundgesicht Gebiß	verkürzte Metacarpalia
19. FANCONI u. Mitarb. (1964)	10,2 J. F	142,5	+	IV re.
Fall II	8,5 J. M	125	+	keine
Fall III	5,7 J. M	115,5	+	keine
20. FRAME u. CARTER (1955)	9 J. F	125	+	IV u. V re. I li.
21. GERSHBERG u. WESELY (1960)	25 J. F	137	+	I, II, IV, V li. I, III, IV, V re.
22. GSELL (1950)	47 J. M	151	+ Zahnverlust in Pubertät	Brachydaktylie Brachymetacarpie
23. HALL u. FERRIMAN (1959)	6 J. M	99	+	I, IV, V
24. HANNO u. WEISS (1961)	28 J. F	normal	+	IV. Metatarsale bds.
Fall II	22 J. F	normal	+ Zahnretention	kurze Metacarpalia bds.
25. HEXEBERG (1962)	2,5 J. M	91	+	Hände und Füße ku
26. HIMSWORTH u. MAIZELS (1940)	14 J. M	Kleinwuchs	+	
27. HOWAT u. ASHURST (1957)	21 J. M	145	+ nicht durchgebrochene Zähne	IV bds.
28. JORDAN u. KELLSALL (1951)	16 J. M	145	+ dystrophische Zähne	kurze Hände
29. KLINKE (1951)	13 J. F	121	+	Brachyphalangie
Fall II	12 J. F	118	+ Schmelzdefekte	Brachyphalangie
Fall III	11 J. F	125	+	Brachyphalangie Syndaktylie II/III
Fall IV	8 J. F	124	+	Brachyphalangie

Fortsetzung)

Intelligenz	Calcium mg-%	Phosphat mg-%	PTE-Effekt Ser. Ca	PTE-Effekt Urin PO_4	Calcifikationen Exostosen	Sonstige Symptome
Oligophrenie	6,6	8,7		∅	Stammganglien	Am 4. Lebenstag klonische Krämpfe, ab 10. Lebensjahr Tetanie u. Epilepsie, Osteoporose, Osteitis fibrosa cystica.
Debilität	6,6	7,5				Osteitis fibrosa cystica, Bruder des Falles I
Debilität	8,3	8,8	(+)	(+)		Osteoporose, Osteitis fibrosa cystica, Bruder von Fall I und II
	6,7	11,1		∅		Tetanie seit d. 7,5. J.
	6,7	7,0		(+)		Tetanie seit d. 4. Jahr Übergangsfall
Oligophrenie	5—5,5		+	∅	Hüftgelenk, Wirbelsäulenbänder	Tetanie s. d. Kindh. Katarakt, Osteoporose
Oligophrenie	8,2	8,3				
	4,4	8,8		+		Katarakt bds.
Oligophrenie	7,0	7,9			Stammganglien	Katarakt, Epilepsie als Kind
	8,4	8,3		∅		Tetanie seit dem 2. Lebensjahr, Osteoporose
Oligophrenie	4,6	5,3	∅	∅	der Kniegelenke	Tetanie seit dem 4. Lebensjahr, Katarakt
Oligophrenie	7,7	6,7		(+)	distale Gelenke Stammganglien	Tetanie seit dem 5. Lebensjahr
normal	6,3	9,1	(+)	∅	Ganglienverkalkung	Tetanie seit dem 9. Lebensjahr
Oligophrenie	5,4	6,8				Tetanie seit dem 11. Lebensjahr, Katarakt
Oligophrenie	4,0	13,6			Oberschenkel, Knie	Tetanie seit kurzem, Katarakt, unter AT 10 gewachsen (11 cm/Jahr)
Oligophrenie	5,5	9,3				Tetanie seit dem 7. Lebensjahr, Katarakt
Oligophrenie	8,6	7,3				keine Tetanie, Katarakt

Tabelle .

Autor	Alter Geschlecht	Größe cm	Rundgesicht Gebiß	verkürzte Metacarpalia
30. Klotz u. Kahn (1957)	14 J. F	143	+ hypoplastische Zähne	kurze Hände
31. Kolb u. Steinbach (1962)	6,5 J. F	126	+	I, IV, V bds.
Fall II	6 J. F	111	+	alle Röhrenknochen kurz
32. Lachmann (1941) Fall 59	40 J. M	155		IV bds. kurze Extremitäten, Syndaktylie II/III Zehe
33. Laing (1960)	12 J. M	92,5		V bds.
34. Lins u. Mitarb. (1964)	16 J. F	142	+ verzögerter Zahndurchbruch	IV u. V bds.
35. MacGregor u. Whitehead (1954)	23 J. M	152	nicht durchgebrochene Zähne +	I bds., V li., Kurze Daumen
Fall II	24 J. F	135	+	IV, V bds.
Fall III	13 J. M	142	+	Daumen kurz
36. Mackay (1960)	6 J. F	Kleinwuchs	+	I, II, III, IV, V bds.
Fall II	10 J. M	Kleinwuchs	+	III, IV, V bds.
37. Mackler u. Mitcarb. (1952)	22 J. F	Kleinwuchs	+	V bds.
(1952) Fall II	2,5 J. F	134,5	+ nicht alle Zähne vorhanden	IV, V bds.
38. Mamou u. Sée (1955)	16 J. F	148	+ Schmelzdef. Fehlstellung	normal
Fall II	16 J. F	148	+	normal

rtsetzung)

Intelligenz	Calcium mg-%	Phosphat mg-%	PTE-Effekt Ser. Ca	PTE-Effekt Urin PO_4	Calcifikationen Exostosen	Sonstige Symptome
ligophrenie	7,8	8,3		∅		Tetanie seit dem 10. Lebensjahr, Osteoporose
ligophrenie	6,2	6,7		∅	periartikulär	Osteitis fibrosa cystica Knochenalter acceleriert IV V geschlossene Epihys.
	7,1	8,2		∅	periartikulär Nacken	Osteitis fibrosa cystica Knochenalter acceleriert Seit dem 3. Lebensjahr Krämpfe
ormal	6,4	5,9			Stammganglien	Tetanie seit dem 19. Lebensjahr, Katarakt
ligophrenie	6,4	7,0		∅	Stammganglien	Tetanie, Epilepsie, Katarakt
ebilität	5—6	7,5—9,6	∅	∅	Stammganglien Fußwurzeln, Hände	Tetanie u. Epilepsie seit dem 4. Lebensjahr, Katarakt, Exostosen
ligophrenie	6,7	5,7	∅	(+)	ausgedehnte Weichteil-verkalkung Stammganglien	Tetanie seit dem 7. Lebensjahr
ligophrenie	8,0	5,8	∅	∅	ausgedehnte Weichteil-verkalkung	Tetanie seit Kindh. Katarakt, Myopie
ligophrenie	5,1	8,7	+	(+)	beide Füße	Tetanie seit 4,5 Jahren
ligophrenie	6,2	10,4		∅	Abdomen, Daumen	Epilepsie mit 4 Monaten
	6,2	10,4		∅		Bruder von Fall I
ligophrenie	8,6	17,9		(+)	Fußgelenk Stammganglien	
ligophrenie	6,5	5,5		∅	Weichteile diff. Stammganglien	Tetanie seit dem 3. Mon.
	8,6	4,0	∅	∅		Tetanie nur in der Kindheit
	8,2	4,2		∅		Tetanie nur in der Kindheit

Tabelle

Autor	Geschlecht Alter	Größe cm	Rundgesicht Gebiß	verkürzte Metacarpalia
39. Martin (1955)	54 J. M	Kleinwuchs	+ nicht durchgebrochene Zähne	leicht verkürzt
Fall II	52 J. M	Kleinwuchs	±	normal
40. Mann u. Mitarb. (1962)	42 J. M	157,5	+ verzögerter Durchbruch	I, V re. V li.
Fall II	13 J. F	133	+	I, V re. V li.
41. Moehlig u. Gerish (1950)	19 J. F	146	+ irreguläre Zahnerupt.	kurze Hände
42. Medill (1951)	F	Kleinwuchs	+	IV bds.
43. Oberst u. Tompkins (1955)	1,5 J. F	Kleinwuchs	+ irreguläre Zahnerupt.	keine
44. Pascale u. Mitarb. (1954)	16 J. F	Kleinwuchs	+	
45. Payne (1954)	7 J. M	Kleinwuchs	+	
46. Peterman u. Garvey (1949)	12 J. F	137	+	
47. Prentice (1954)	28 J. F	155	+ hypoplastische Zähne, Fehlstellungen	V bds.
48. Reynolds u. Mitarb. (1952)	29 J. M	152	+	IV, V re. V li.
49. Richardson (1946)	16 J. M	Kleinwuchs	+	
50. Schüpbach u. Courvoisier (1949)	35 J. M	151	+ nicht durchgebrochene Zähne	I, II, III, IV, V bds.
51. Schwarz (1960)	46 J. F	142	+	kurze plumpe Hände

tsetzung)

ntelligenz	Calcium mg-%	Phosphat mg-%	PTE-Effekt Ser. Ca	PTE-Effekt Urin PO_4	Calcifikationen Exostosen	Sonstige Symptome
igophrenie	7,0	4,2		Ø		Tetanie seit dem 5,5. Lebensj., Katarakt, Osteoporose und Osteosklerose
rmal				Ø		Tetanie seit dem 14. Lebensj., Katarakt, Arthrose
rmal	8—8,4	6,0		Ø	Stammganglien	
igophrenie Q.: 60	7,9—8,2	9,9—10,8		Ø	Stammganglien	
	7,4	9,3		Ø		Epilepsie seit dem 10. Lebensjahr
igophrenie	6,6	6,8		Ø	Stammganglien	Tetanie seit dem 8. Lebensj., Tibiaexostosen
igophrenie	5,3	8,0		Ø	Stammganglien Gehirn	Tetanie seit 1,5 Jahren, Katarakt, Osteoporose
	5,8	9,2		Ø		Tetanie und Epilepsie ab 13. Lebensjahr
igophrenie	6,3	7,2		(+)	diffuse Weichteilverkalkung., Knochenbildung	
igophrenie	6,6	12,0	Ø	Ø	Subcutis Stammganglien	Tetanie ab 2. Lebensjahr
	5,6	7,7		Ø	Stammganglien	Tetanie seit 12. Lebensj., Katarakt
igophrenie	5,9	9,2	Ø	Ø	Hals, Hände, Lenden, Füße Stammganglien	Tetanie seit 8. Lebensj.,
igophrenie	4,1	9,9	Ø	Ø	um die Metacarpalia	Tetanie ab 5. Lebensj.
igophrenie	4,3	6,2		+	Stammganglien	Tetanie seit Kindheit
igophrenie	6,5	7,0		(+)	keine	Tetanie seit 20. Lebensj., Epilepsie seit 20. Lebensj., Katarakte

Tabel

Autor	Geschlecht Alter	Größe cm	Rundgesicht Gebiß	verkürzte Metaplasie
SCHWARZ (unveröffentlicht)	21 J. M	162		keine
Fall III	11 J. M	146		keine
Fall IV	36 J. M	150	+	I, III, IV, V bds.
Fall V	29 J. F	144	+	III, IV, V li., III, IV re.
52. SCOTT u. TEMPLE (1949)	9 J. M	Kleinwuchs	+	
53. SELYE (1949)	8,5 J. F	Kleinwuchs	+	I, III, IV, V bds.
54. SINGLETON u. CHING TSENG TENG (1962)	10 J. M	128	±	keine
55. SPRAGUE u. Mitarb. (1945)	33 J. F	Kleinwuchs	+	I, IV, V bds.
56. SURKS u. LEWINSON (1962)	52 J. M	165	+ / irregulärer Zahndurchbruch	IV, V bds.
57. TALBOT u. Mitarb. (1952)	6 J. F	Kleinwuchs	+	I, IV, V bds.
Fall II	6 J. F	Kleinwuchs	+	I, IV, V bds.
58. TAYLOR u. BUFFMIRE	16 J. F		+	IV, V bds.
59. TURNER (1962)	13 J. M	93,5	+	I, II, III, IV, V bds
60. UHLEMANN (1950)	20 J. F	142	+ / gekerbte Schneidezähne	IV bds.
Fall II	9,5 J. F	116	+ gekerbte Schneidezähne	II, III, IV, V bds.
61. VECCHIO (1955)	2 J. M	Kleinwuchs		
62. WISE u. HART (1952) Fall III	24 J. F	127	+	IV, V bds.
63. ZELLWEGER u. GIRADET (1951)	7 J. F	112	+ / verzögerter Zahndurchbruch	
Fall II	10 J. F	Kleinwuchs	+	keine

Fortsetzung)

Intelligenz	Calcium mg-%	Phosphat mg-%	PTE-Effekt Ser. Ca.	PTE-Effekt Urin PO_4	Calcifikationen Exostosen	Sonstige Symptome
Oligophrenie	4,5	7,5	∅	∅	keine Isthmusstenose d. Aorta	Epilepsie seit dem 6. Lebensj., Benemid normalisiert Ca und P-Serum
Oligophrenie I. Q.: 74	5,8	7,9		∅	keine	Epilepsie seit dem 4. Lebensmonat, Tetanie seit dem 9. Lebensj.
Oligophrenie	7,2	5,2		∅	diffus Gefäße Sehnen, Subkutis	Tetanie seit 13. Lebensj.
Oligophrenie	6,5	5,6		(+)	keine	Tetanie ab 12. Lebensj., Schwester des Falles IV
Oligophrenie	7,1	13,1			in der Haut mit Knochenbildung	Tetanie seit dem 5. Lebensjahr
Oligophrenie	4,5	10,2			Handgelenke	latente Tetanie. Radius curvus bilateralis
	7,0	10,6		∅		Osteitis fibrosa cystica. Tetanie u. Epilepsie m. 5 J.
	5,9	8,0	∅	∅	Bauchwand, Stammganglien	Tetanie ab 14. Lebensj.
Imbezillität	7,1	5,8	∅	(+)	Cerebellum, Stammganglien	Katarakte, Osteosklerose der Mandibel
Oligophrenie	6,0	8,0		∅	Bauch, Hüfte	Tetanie seit Geburt
Oligophrenie	5,4	8,5		∅	Bauch, Hüfte	Tetanie seit Geburt
	4,6	5,3	∅	∅	Stammganglien	Tetanie ab 8. Lebensj.
Oligophrenie	5,2	10,7		∅	Extremitäten	Hypothyreose
untere Norm	5,8					Tetanie ab 8. Lebensj., Katarakt
	7,8					
	6,5	7,4		(+)		Tetanie und Epilepsie seit dem 1,5. Lebensj.
	5,9	8,0		∅	Stammganglien	Tetanie ab 1. Lebensj., Katarakt
Oligophrenie	6,7	8,5		∅		Tetanie seit dem 4. Lebensmonat
Oligophrenie	6,7	6,8		∅	Subcutis	Tetanie seit dem 6. Lebensj., Epilepsie

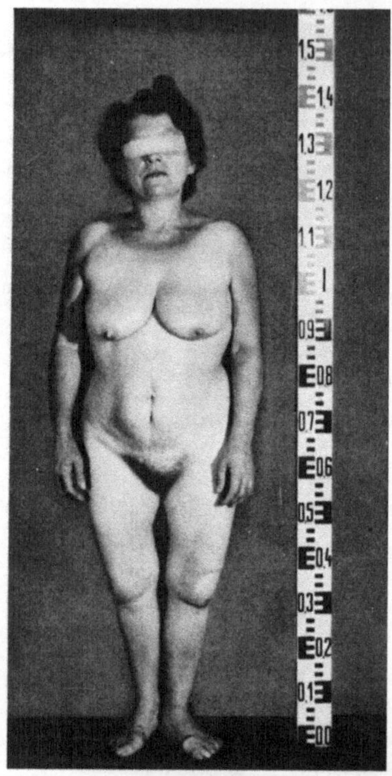

Steatorrhöen hatten und die Fälle von GARCEAU u. MILLER (1956) mit osteomalacischen Skeletveränderungen, die vermutlich zur renalen Osteodystrophie zu rechnen sind. Bei den Fällen mit Steatorrhoe und renaler Osteodystrophie war zwar eine Parathormonresistenz nachweisbar, es ist aber nicht auszuschließen, daß ein sekundärer Hyperparathyreoidismus vorlag, und die Nieren deshalb parathormonrefraktär waren, weil sie schon unter maximaler Parathormonwirkung standen (SCHWARZ u. STIELER 1962). Die Parathormonresistenz hat hier nicht den gleichen diagnostischen Wert wie beim Pseudohypoparathyreoidismus (vgl. Pathophysiologie des Pseudohypoparathyreoidismus). Der Fall von KUDO u. Mitarb. (1959), obgleich als

Abb. 13. Pseudohypoparathyreoidismus (Fall VII)

Abb. 14. Hüftgelenksdysplasie mit sekundärer Arthrose bei Pseudohypoparathyreoidismus

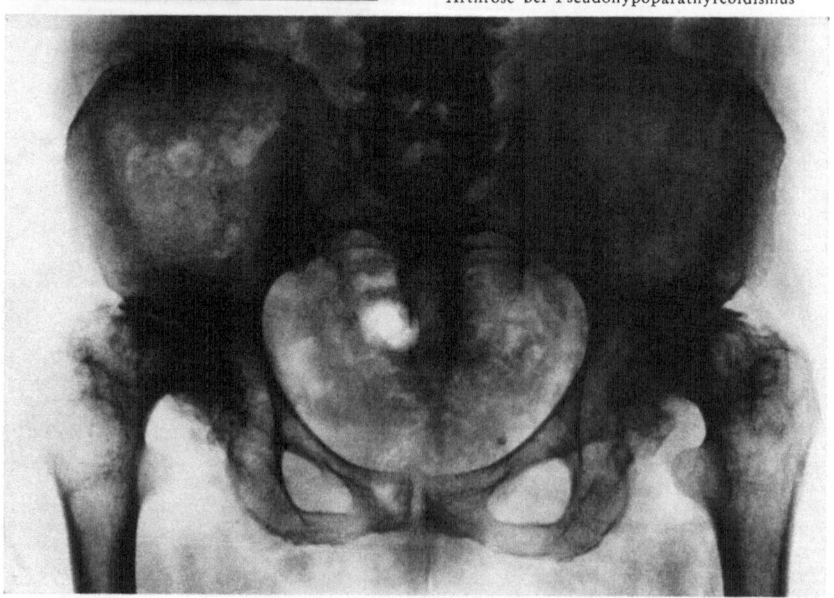

Pseudohypoparathyreoidismus bezeichnet, hat keine dafür spezifischen Symptome und ist infolgedessen in der Tabelle nicht aufgeführt.

Das Längenwachstum ist in fast allen Fällen von Pseudohypoparathyreoidismus verzögert (bei 30 von 34 Fällen über 18 Jahre alt). Der Wachstumsrückstand ist beim Pseudohypoparathyreoidismus schwerer als beim Pseudo-Pseudohypoparathyreoidismus. So beträgt die durchschnittliche Größe der über 18 Jahre alten Pseudo-Pseudohypoparathyreoidismus-Fälle 150 cm, der Pseudohypoparathyreoidismus-Fälle 142 cm. Der Klein- bzw. Zwergwuchs ist disproportioniert. Die Extremitäten sind in Relation zur Gesamtlänge zu kurz (Abb. 13, 15, 18). Die Hände sind in fast allen Fällen als kurz und plump beschrieben und bilden mit dem Kleinwuchs zusammen das Leitsymptom.

Das Rundgesicht, bei 89 von 97 Fällen beschrieben, ist wie beim Pseudo-Pseudohypoparathyreoidismus ein wenig spezifisches Symptom (vgl. S. 24).

Verkürzungen der Metacarpalia und Metatarsalia sind bei 69 von 84 Fällen beschrieben, bei den übrigen fehlen genaue Angaben. Die Brachymetacarpien verteilen sich nach der Häufigkeit des Befalls wie folgt:

Metacarpale	I	II	III	IV	V
affiziert in	29	6	18	43	49 Fällen

Bei 53 Fällen waren die Brachymetacarpien bilateral symmetrisch, bei 9 asymmetrisch (Abb. 16 u. 19). Wie beim Pseudo-Pseudohypoparathyreoidismus entsteht die Verkürzung der Mittelhand- und Mittelfußknochen durch vorzeitigen Epiphysenschluß. Da der Pseudohypoparathyreoidismus viel häufiger bei Kindern als bei Erwachsenen beobachtet wurde — gerade umgekehrt wie der Pseudo-Pseudohypoparathyreoidismus —, ist das Symptom des vorzeitigen Epiphysenschlusses an den verkürzten Mittelhand- und Mittelfußknochen gerade beim Pseudohypoparathyreoidismus oft beschrieben worden.

Ektopische Verkalkungen kommen beim Pseudohypoparathyreoidismus häufiger als beim Pseudo-Pseudohypoparathyreoidismus vor (43 von 97 Fällen), und sie können ein Zeichen für die schwerere Verlaufsform sein. Weichteilverkalkungen sind spezifisch für den Pseudohypoparathyreoidismus, denn sie kommen bei operativem und idiopathischem Hypoparathyreoidismus nicht vor (Abb. 16 u. 17).

Die Oligophrenie wird in der gleichen Häufigkeit beim Pseudohypoparathyreoidismus (65 von 97 Fällen) beobachtet wie beim Pseudo-Pseudohypoparathyreoidismus.

Zahnanomalien in Form von Fehlstellungen, Durchbruchsverzögerungen und Zahnretentionen, weniger in Form von Schmelzdefekten, wurden bei 29 von 97 Fällen mit Pseudohypoparathyreoidismus beobachtet.

Die tetanische Katarakt, in 29 von 97 Fällen beschrieben, ist häufiger als beim Pseudo-Pseudohypoparathyreoidismus, aber etwa gleich häufig wie bei idiopathischem und postoperativem Hypoparathyreoidismus.

Stammganglienverkalkungen, bei 29 von 97 Pseudohypoparathyreoidismusfällen beschrieben, werden bei allen Formen von Hypoparathyreoidismus beobachtet und sind infolgedessen — wie die tetanische Katarakt — kein spezifisches Symptom des Pseudohypoparathyreoidismus.

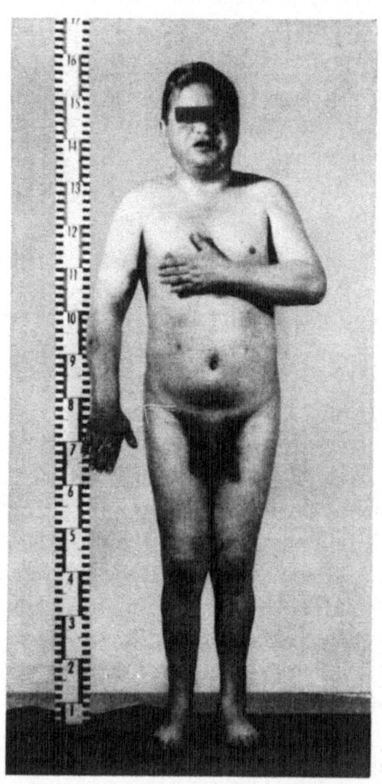

Abb. 15. Pseudohypoparathyreoidismus (Fall XII)

Skeletläsionen in Form der Osteoporose wurden bei fast 25% der Pseudohypoparathyreoidismusfälle beobachtet, in 6 Fällen wurden röntgenologische Zeichen der Osteitis fibrosa cystica gesehen. Da entsprechende generalisierte Stoffwechselkrankheiten des Skeletes bei anderen Formen des Hypoparathyreoidismus nicht vorkommen (hier sieht man häufig Osteosklerosen), muß man die Osteoporose, aber noch mehr die Osteitis fibrosa cystica als spezifisches Symptom des Pseudohypoparathyreoidismus gegenüber dem idiopathischen und postoperativen Hypoparathyreoidismus werten. Die Abb. 20 zeigt den Skeletumbau an den Fingern bei Pseudohypoparathyreoidismus.

Die chronische Tetanie in 72 von 97 Fällen mit Pseudohypoparathyreoidismus beobachtet, unterscheidet sich in ihrer Symptomatologie nicht von Tetanien anderer Genese. Die nervöse Erregbarkeit der peripheren Nerven ist gesteigert, das Erbsche Phänomen, das Chvostek- und Trousseausche Zeichen sind nachweisbar. Die Q—T-Strecke im EKG ist verlängert. Die nervösen Übererregbarkeitsphänomene gehen keineswegs immer der Schwere der Hypocalciämie und Hyperphosphatämie parallel. In 3 unserer Fälle (Fall VII—IX) waren bei Hypocalciämien von 5—6 mg-% Chvostek und Trousseau nur angedeutet positiv, zeitweise völlig negativ und auch das Erbsche Phänomen nicht immer nachweisbar. Offenbar gibt es eine „Gewöhnung" an die erniedrigte Calciumkonzentration, denn bei postoperativem Hypoparathyreoidismus findet man manifeste Symptome schon bei geringeren Hypocalciämien. Krämpfe der glatten Muskulatur, wie sie z. B. Plügge (1938) beschrieb, sind bei Pseudohypoparathyreoidismus nicht

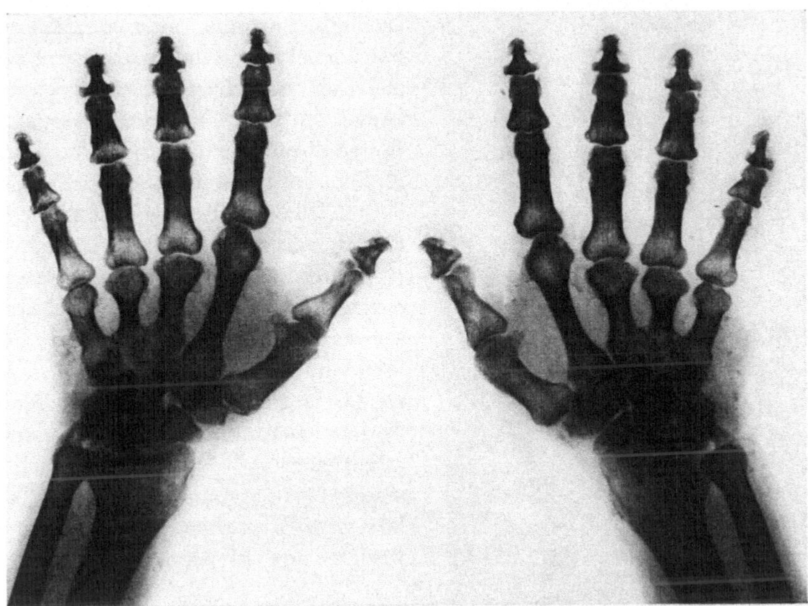

Abb. 16. Symmetrische Brachymetacarpie mit Weichteilverkalkungen (Fall XII)

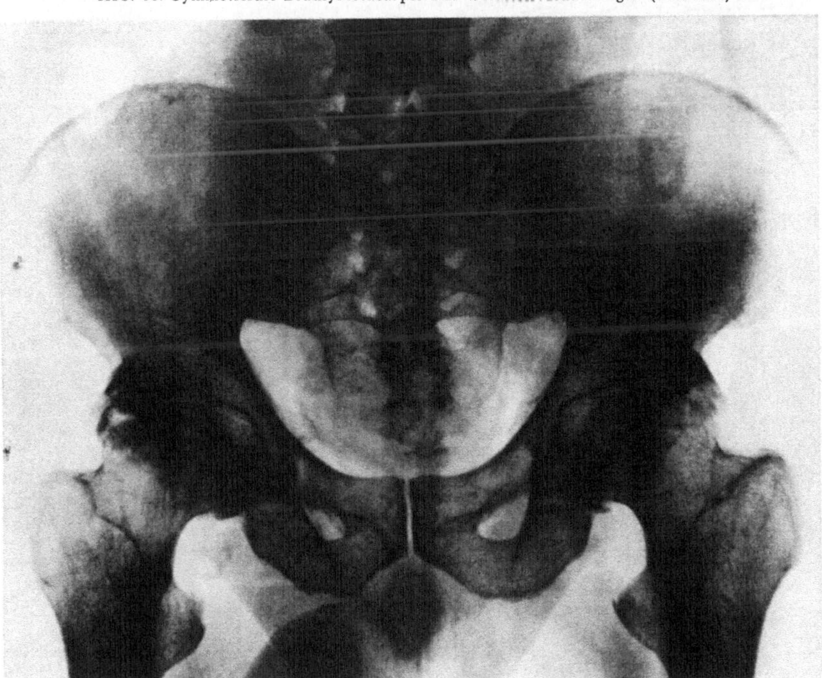

Abb. 17. Becken von Fall XII. Hüftgelenkdysplasie mit Verkalkungen der Gelenkkapsel

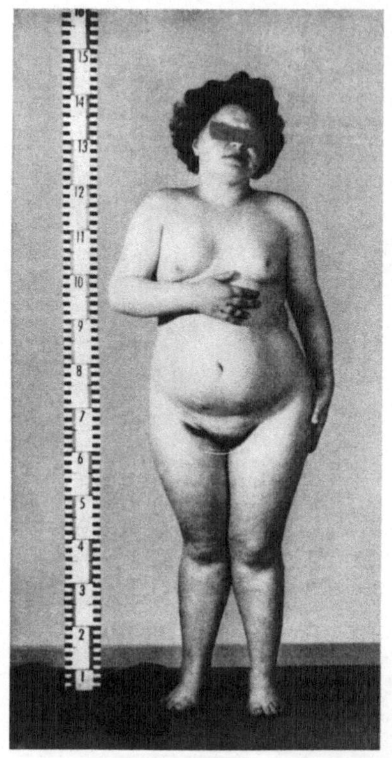

beobachtet worden, sicher ebenfalls als Folge einer gewissen Anpassung an die dauernd erniedrigte Serumcalciumkonzentration. Nicht jeder Hypoparathyreoidismus und auch nicht jeder Kranke mit Pseudohypoparathyreoidismus leidet an Tetanie (Buchs 1954, Bronsky u. Mitarb. 1958, Cusamano u. Mitarb. 1956 u. a.). Es ist infolgedessen nicht feststellbar, in welchem Lebensalter die ersten Symptome des Pseudohypoparathyreoidismus auftreten. Es gibt Fälle, die nur im Kindesalter tetanische Symptome hatten, es gibt aber auch Fälle, die erst im Erwachsenenalter tetanische Anfälle bekommen. Wie schon gesagt, fällt der Beginn des Hypoparathyreoidismus

Abb. 18. Pseudohypoparathyreoidismus (Fall XIII)

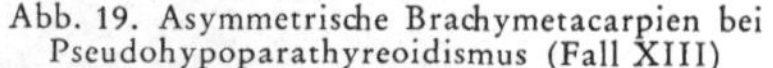

Abb. 19. Asymmetrische Brachymetacarpien bei Pseudohypoparathyreoidismus (Fall XIII)

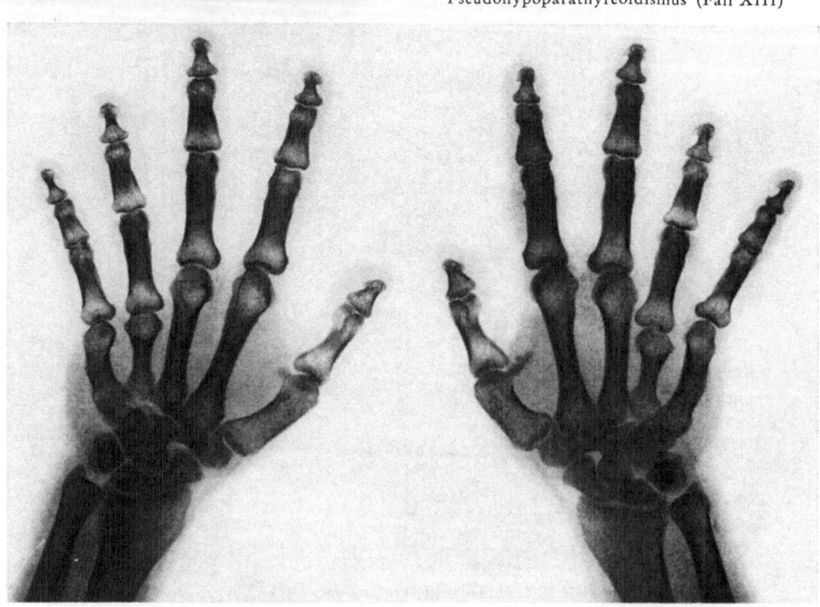

nicht mit dem Beginn der Tetanie zusammen. Da beim Pseudohypoparathyreoidismus ein „Genschaden“ besteht, wird sich die Erkrankung schon in der frühesten Kindheit auswirken. Wir wissen nicht, womit es zusammenhängt, daß tetanische Symptome erstmals in verschiedenen Lebensaltern auftreten können.

Die symptomatische Epilepsie, in 14 von 97 Fällen von Pseudohypoparathyreoidismus beobachtet, ist in ihrer Verlaufsform nicht besonders charakterisiert. Es kommen grand mal- und petit mal-Anfälle vor. Auch epileptische EEG-Veränderungen wurden häufig beobachtet (Dickson u. Mitarb. 1960 u. a.). Meist verschwinden die Anfälle, wie die EEG-Veränderungen, nach erfolgreicher Behandlung der Hypocalciämie. Die EEG-Veränderungen können aber auch bestehen bleiben (vgl. Pathogenese der Epilepsie). Die symptomatische Epilepsie bei Hypocalciämie kann auch durch eine antikonvulsive Behandlung zurückgehen, gelegentlich spricht sie aber nicht darauf an, Grant (1953).

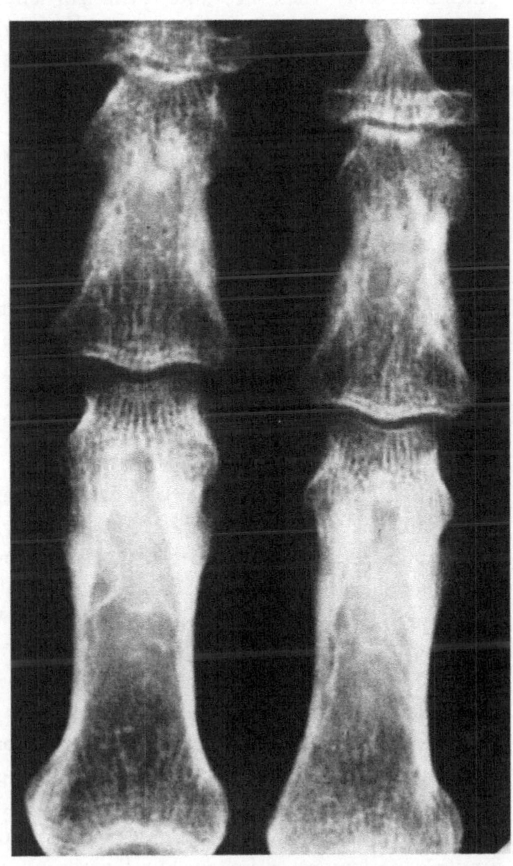

Abb. 20. Knochenumbau bei Pseudohypoparathyreoidismus. Handskelet von Abb. 16 (Fall XII)

Kinder sind relativ häufig an Pseudohypoparathyreoidismus erkrankt (57 der 97 Fälle waren unter 17 Jahre alt), Erwachsene haben relativ häufiger Pseudo-Pseudohypoparathyreoidismus (31 der 44 Fälle von Pseudo-Pseudohypoparathyreoidismus waren älter als 17 Jahre). Abgesehen davon, daß bei Kindern und Erwachsenen eine unterschiedliche diagnostische Auslese vorkommen kann, hängt die Verteilung von Pseudohypoparathyreoidismus und Pseudo-Pseudohypoparathyreoidismus vermutlich mit der größeren Belastung des Calcium-Phosphatstoffwechsels im Wachstumsalter zusammen.

Der Ellsworth-Howard-Test wurde bei 81 Pseudohypoparathyreoidismusfällen untersucht, 66 zeigten keine Zunahme der Phosphatdiurese nach Parathormongabe, in 14 Fällen wurde eine geringe Zunahme der Phosphatausscheidung beobachtet. Unsere eigenen Ergebnisse mit dem Ellsworth-Howard-Test sind auf Abb. 26 graphisch dargestellt. Sie decken sich mit den Angaben anderer Autoren. In einem Fall (Fall VII) fanden wir eine Zunahme der Phosphatausscheidung nach Parathormon, die allerdings unspezifisch war, denn sie beruhte auf Steigerung der Phosphatfiltration (SCHWARZ 1960). Nicht alle in der Literatur mitgeteilten Fälle sind mit einer Phosphat-Clearance untersucht worden, so daß es nicht möglich ist, zu entscheiden, ob in jedem Fall von positivem Ellsworth-Howard-Test der Parathormoneffekt unspezifisch war. GERSHBERG u. Mitarb. (1959) untersuchten einen Fall mit scheinbarem Parathormoneffekt mittels Phosphat-Clearance und wiesen wie wir nach, daß die Zunahme der Phosphatausscheidung nur auf Zunahme der glomerulären Filtration beruhte. Es gibt damit keinen eindeutig belegten Fall von Pseudohypoparathyreoidismus, der parathormonempfindlich war. Die Parathormonresistenz ist seit den ersten Mitteilungen von ALBRIGHT u. Mitarb. (1942) ein wichtiges diagnostisches Kriterium zur Unterscheidung von Pseudohypoparathyreoidismus und anderen Formen von Hypoparathyreoidismus, zumal in den Fällen, bei denen die physischen Symptome fehlen (vergleiche unsere Fälle VIII u. IX). Selbst in den Fällen, in denen die Phosphatausscheidung nach Parathormon zunahm, war diese Zunahme sehr gering und in keinem Fall mit dem Parathormoneffekt bei echtem parathormonempfindlichem Hypoparathyreoidismus vergleichbar.

Die üblichen Laboruntersuchungen zeigen beim Pseudohypoparathyreoidismus keine Abweichungen von der Norm. Es gilt das gleiche wie für den Pseudo-Pseudohypoparathyreoidismus (vgl. S. 30). Die Serumcalcium- und Phosphatkonzentrationen sind in der Tabelle 3 bei allen Pseudohypoparathyreoidismusfällen einzeln aufgeführt. Weitere Einzelheiten über den bei Pseudohypoparathyreoidismus gestörten Mineralstoffwechsel finden sich unter „Pathophysiologie des Pseudohypoparathyreoidismus“.

Fassen wir die Symptome des Pseudohypoparathyreoidismus zusammen, so findet man wie beim Pseudo-Pseudohypoparathyreoidismus Kleinwuchs, Brachymetapodie, Weichteilverkalkungen, Oligophrenie, Rundgesicht, Katarakte; darüber hinaus aber Hypocalciämie und Hyperphosphatämie und als deren Folgen chronische Tetanien und symptomatische Epilepsien, sowie Stammganglienverkalkungen. Die Kombination des Pseudohypoparathyreoidismus mit der chromatinnegativen Gonadendysgenesie wurde nicht beobachtet (Letalfaktor?). Die bei Pseudohypoparathyreoidismus nachweisbare Störung des Calcium-Phosphatstoffwechsels besteht in der seit ALBRIGHT u. Mitarb. (1942) bekannten Parathormonresistenz der Phosphatausscheidung, die in 90% der untersuchten Fälle vorhanden war.

6. Die Röntgensymptome des Pseudo- und des Pseudo-Pseudohypoparathyreoidismus und ihre Bedeutung für den Kleinwuchs

Die Röntgenbefunde, die mit der größten Regelmäßigkeit bei Pseudo- und bei Pseudo-Pseudohypoparathyreoidismus festgestellt werden, betreffen die Verkürzungen der Metacarpalia und Metatarsalia. Sie weisen zunächst auf eine isolierte, umschriebene Störung der Ossifikation dieser Knochen hin, zumal deshalb, weil es eine Reihe von Beobachtungen gibt, die zeigen, daß die Verkürzung eine Folge des vorzeitigen Schlusses der betreffenden Epiphysen ist (Abb. 10). Auf Röntgenaufnahmen von Kleinkindern mit Pseudohypoparathyreoidismus zeigt sich eine Tendenz zur Invagination der Epiphysen von Metacarpalia und Phalangen in die anliegenden Schäfte (Elrick u. Mitarb. 1950, Gribetz 1957). Analysiert man die Röntgenbilder von erwachsenen Fällen genauer, so erkennt man Veränderungen der epiphysennahen Knochenteile in den verschiedensten Regionen des Skeletes. Zunächst zeigen die Aufnahmen der Hände nicht nur eine Verkürzung der Metacarpalia und der Metatarsalia, sondern sie zeigen auch eine Deformierung der Metacarpalköpfchen (Abb. 4, 6, 10, 16, 19, 20). Diese Deformierung, die in einer Auftreibung der Köpfchen und in einer Entrundung der Gelenkflächen besteht, läßt noch nach Fusion der Epiphysenfugen darauf schließen, daß eine Störung der Ossifikation vorgelegen hat. Eine Deformierung der epiphysennahen Metacarpalköpfchen ist auch in Fällen vorhanden, die keine isolierte Verkürzung einzelner oder mehrerer Metacarpalstrahlen zeigen. Die zuvor erwähnten Abbildungen der Hände zeigen aber darüber hinaus eine Verkürzung der Phalangen, besonders deutlich in den Abb. 4 und 16, und sie zeigen ferner, daß die Gelenklinien der Phalangealgelenke zum Teil unregelmäßig, wellig begrenzt sind, sicher als Zeichen dafür, daß auch an diesen Epiphysen Störungen der Ossifikation abliefen.

Nicht nur die Aufnahmen der Hände zeigen diese Störungen der Ossifikation, sondern auch andere Skeletabschnitte, besonders die Hüftgelenke. Eine besonders schwere Deformierung der Hüftköpfe erkennt man auf der Abb. 14, die von einem Pseudohypoparathyreoidismusfall stammt. Weniger ausgeprägt, aber auch sehr deutlich sind die Deformierungen der Hüftköpfe der Abb. 17.

Hüftköpfe und Hände sind zweifellos am häufigsten von der Ossifikationsstörung befallen. Man kann ihre Folgen aber auch an anderen Knochen erkennen. Die Abb. 21 zeigt die Wirbelsäule eines Pseudo-Pseudohypoparathyreoidismus-Falles (Fall V) und man erkennt eine wellige Deformierung der Wirbelkörperdeckplatten. Diese Beispiele sollen ausreichen, um zu zeigen, daß die Verkürzung der Metacarpalia und Metatarsalia zwar mit Abstand die häufigste röntgenologisch nachweisbare Veränderung des Skeletes bei Pseudo- und Pseudo-Pseudohypoparathyreoidismus ist, daß prinzipiell aber an allen Skeletabschnitten an den epiphysennahen Knochenteilen Zeichen einer abgelaufenen epiphysären Ossifikationsstörung vorhanden sein können. Wie schon in der Besprechung der Klinik der Erkrankungen betont, schwankt die phänotypische Manifestation der Symptome erheblich.

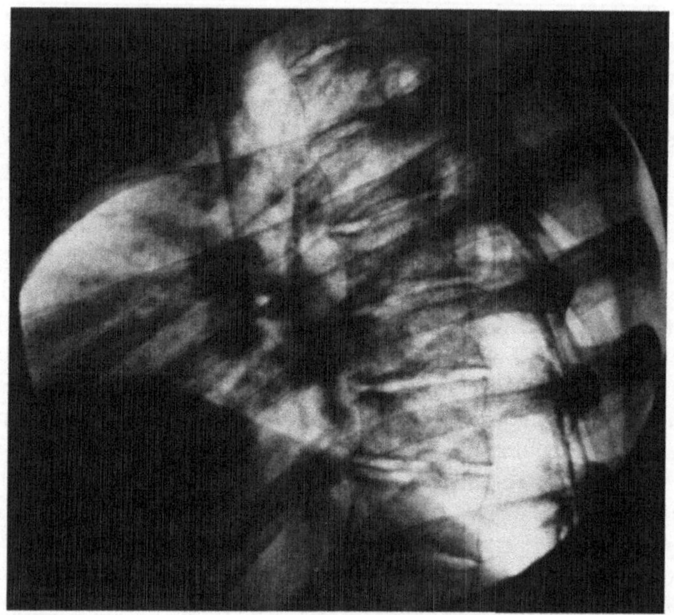

Abb. 21. Röntgenbild der Wirbelsäule eines Falles von Pseudo-Pseudohypoparathyreoidismus. Wahrscheinlich ist dieser Fall im Kindesalter als Pseudohypoparathyreoidismus verlaufen, denn es wurde im Alter von 2 Jahren eine doppelseitige Kataraktextraktion vorgenommen

Zusammenfassend findet man an Veränderungen im Röntgenbild bei Pseudohypoparathyreoidismus und Pseudo-Pseudohypoparathyreoidismus folgende Symptome:

1. Verkürzungen einzelner oder mehrerer Mittelhand- und Mittelfußknochen.

2. Deformierungen der epiphysennahen Gelenkköpfchen, besonders häufig an den Hand- und Hüftknochen, aber auch an vielen anderen Skeletabschnitten nachweisbar.

3. Die Deformierung besteht in einer Entrundung der Gelenkköpfchen und in einer Auftreibung der epiphysennahen Skeletabschnitte.

4. Werden Scharniergelenke oder Wirbelkörper betroffen, so zeigt die Gelenkfläche eine wellige, unregelmäßige Begrenzung.

5. Bei Kleinkindern kann eine Invagination der Epiphysen in die angrenzenden Schäfte vorhanden sein (Zapfenepiphyse).

Die Bedeutung dieser generalisierten Knochenbefunde ist offensichtlich. Sicher ist der Kleinwuchs eine Folge dieser allgemeinen Störung der epiphysären Ossifikation. Aus welchem Grunde gerade die Knochen der Hände und Füße und besonders die Mittelhand- und Mittelfußknochen von der epiphysären Ossifikationsstörung befallen werden, ist unbekannt. Die Tatsache, daß man aber an vielen Knochen Zeichen einer abgelaufenen Störung der Ossifikation erkennen kann, spricht dafür, daß die genetische Störung des Mineralstoffwechsels generalisiert ist. Wie an der Niere (vgl. Pathophysiologie des Pseudohypoparathyreoidismus und des Pseudo-Pseudohypoparathyreoidismus), zeigt sich am Skelet die scheinbare Organlokalisation einer im Prinzip generalisierten Störung.

Da Kleinwuchs und Skeletanomalien obligate Symptome beider Erkrankungen sind, Hypocalciämie und Hyperphosphatämie dagegen fakultative Symptome darstellen, muß die genetische basale Störung des Mineralstoffwechsels direkt am Knochen manifest werden.

Wenn keine Verzögerung des Längenwachstums vorhanden ist, (Fall X und XI), fehlen Skeletsymptome im Röntgenbild. Es kann deshalb aber trotzdem eine Hypocalciämie und eine Hyperphosphatämie vorhanden sein. Die Kompensation der genetischen Mineralstoffwechselstörung am Skelet bedeutet nicht, daß sie auch in den Serummineralwerten kompensiert ist.

7. Differentialdiagnose des Pseudohypoparathyreoidismus

Die Differentialdiagnose des Pseudohypoparathyreoidismus gegenüber dem postoperativen Hypoparathyreoidismus ist einfach eine anamnestische. Die wichtigste Differentialdiagnose ist die gegenüber dem idiopathischen Hypoparathyreoidismus. Bei allen Formen des Hypoparathyreoidismus findet man eine Hypocalciämie und Hyperphosphatämie und davon abhängig die latenten oder manifesten tetanischen Erscheinungen, die bei jeder Hypocalciämie gleich sind. Infolgedessen ist die Differentialdiagnose durch andere Symptome zu entscheiden. Amerikanische Autoren haben die Abgrenzung des Pseudohypoparathyreoidismus vom idiopathischen Hypoparathyreoidismus — seit ALBRIGHT — stets anerkannt. Eine zusammenfassende Darstellung der Differentialdiagnose haben BRONSKY u. Mitarb. (1958) gegeben. Im deutschen Schrifttum gibt es eine Reihe von Kritikern, die die Berechtigung der Abgrenzung des Pseudohypoparathyreoidismus vom idiopathischen Hypoparathyreoidismus anzweifeln (SCHÜPBACH u. COURVOISIER 1949, ZELLWEGER u. GIRARDET 1951, JESSERER 1959). Die Kritik entzündet sich dabei nicht so sehr am Krankheitsbild mit seinen typischen Gestaltmerkmalen, sondern an der Parathormonresistenz. Sie war in dem von SCHÜPBACH u. COURVOISIER (1949) beobachteten Fall nicht vorhanden. Der Schluß der Autoren, daß die Albrightsche Hypothese von der Resistenz der Endorgane der Parathormonwirkung eine Alternativhypothese sei, erschien damals gerechtfertigt. Inzwischen ist es aber gesichert, daß auch eine unspezifische Wirkung von Parathormon-Präparaten auf die Phosphatfiltration eine Parathormonempfindlichkeit beim Pseudohypoparathyreoidismus vortäuschen kann (GERSHBERG u. Mitarb. 1959, SCHWARZ 1960). Auch wenn nach Parathormongabe eine Steigerung der Phosphatdiurese eintritt, ist, solange der Anstieg in bestimmten engen Grenzen bleibt, damit das Vorliegen einer Parathormonresistenz nicht widerlegt. Nur wenn durch Clearance-Untersuchung die Rückresorption des Phosphats nach Parathormongabe als nicht hemmbar nachgewiesen ist, kann die Parathormonresistenz als bewiesen gelten. Nach Parathormongabe kann also eine Phosphatfiltrationsdiurese eine Parathormonempfindlichkeit vortäuschen. Aber auch eine Parathormonresistenz kann vorgetäuscht werden, denn nach Parathormongabe kann trotz einer bestehenden Parathormonempfindlichkeit scheinbar eine Resistenz bestehen. Selbst wenn der angewandte Extrakt zuvor auf seine Wirksamkeit getestet wurde, können Stoffe im Blut des Patienten diese Wirkung neutralisieren. HARELL-STEINBERG u. Mitarb. (1956) berichten über einen Fall von idiopathischem Hypoparathyreoidismus ohne Phosphatdiuresesteigerung nach Parathormongabe, dessen Serum die Eigenschaft hatte, Nebenschilddrüsenextrakte zu neutralisieren. Schließlich ist zu bedenken, daß behandelte Fälle von Pseudohypoparathyreoidismus, deren Calcium- und Phosphatkonzentration über lange Zeit normal gehalten wurde, eine normale Reaktion auf Parathyreoideaextrakt haben können. Die zuvor vorhandene Parathormonresistenz kann verschwinden, wenn der sekundäre Hyperparathyreoidismus abgeklungen ist (vgl. S. 82 und unsere Fälle X und XI, sowie den Fall II von ZELLWEGER u. GIRARDET 1951). Dieser letztere Fall wurde jahrelang mit AT 10 behandelt und hatte danach eine normale Phosphatdiurese nach Parathyreoideaextrakt. Seine Zuordnung zum Pseudohypoparathyreoidismus ist durch die Skeletanomalien gesichert.

Wenn auch mit letzter Sicherheit die Unterscheidung des Mineralstoffwechsels von idiopathischem und Pseudohypoparathyreoidismus nicht immer mit dem Phosphatdiuresetest nach Ellsworth-Howard zu stellen ist, so bleibt dieser Test doch ein wesentliches Mittel der Differentialdiagnose. BRONSKY u. Mitarb. (1958), die 50 Fälle von idiopathischem Hypoparathyreoidismus der Weltliteratur zusammenstellten, fanden bei allen eine starke Reaktion auf Parathormon. Im Gegensatz dazu gibt es nur einzelne Fälle von Pseudohypoparathyreoidismus, die eine geringe Zunahme der Phosphatdiurese nach Parathormongabe zeigten. Der Ellsworth-Howard-Test kann also nicht in jedem Fall die Differentialdiagnose entscheiden. Eindeutig ist die Entscheidung dann, wenn nach Parathormongabe eine starke Phosphatdiurese gefunden wird (+450% Zunahme der Phosphatausscheidung nach BRONSKY u. Mitarb. 1958). Dann liegt mit Sicherheit kein Pseudohypoparathyreoidismus vor. Ist der Ellsworth-Howard-Test ganz negativ, dann kann es sich evtl. um den seltenen Fall eines idiopathischen Hypoparathyreoidismus mit neutralisierenden Antikörpern gegen Parathormon handeln. Läßt sich ein solcher Antikörper nicht nachweisen, dann liegt mit großer Wahrscheinlichkeit ein Pseudohypoparathyreoidismus vor. Keine Entscheidung läßt ein Ellsworth-Howard-Test zu, der eine Steigerung der Phosphatdiurese um weniger als 230% zeigt (Wert für Normalpersonen nach BRONSKY u. Mitarb. 1958). In diesem Fall ist durch Clearance-Untersuchung eine Trennung der Wirkung des Parathormons auf Filtration und Rückresorption von Phosphat erforderlich. In einem eigenen Fall (Fall IX) konnten wir nachweisen, daß eine Steigerung der Phosphatdiurese um 250% nach Parathormongabe nur auf Steigerung der Filtration beruhte, daß die Rückresorption von Phosphat dagegen unbeeinflußt blieb (SCHWARZ 1960).

Beim idiopathischen Hypoparathyreoidismus ist das Fehlen der Nebenschilddrüsen in einer Reihe von Fällen autoptisch nachgewiesen worden (CANTAROW 1932, DRAKE u. Mitarb. 1939, LEONARD 1946, PERLMUTTER u. Mitarb. 1956, WHITTACKER u. Mitarb. 1956, FORBES 1956). Beim Pseudohypoparathyreoidismus wurden mehrfach bioptisch normale oder hyperplastische Nebenschilddrüsen gefunden (ALBRIGHT u. Mitarb. 1942, ELRICK u. Mitarb. 1950, MANN u. Mitarb. 1962). Wenn JESSERER (1959) einwendet, daß eine bioptisch nachgewiesene Nebenschilddrüsenhyperplasie noch keine Schlüsse auf den Zustand der übrigen Epithelkörperchen zulasse und daß ein Fall von idiopathischem Hypoparathyreoidismus mit einer einzelnen normalen Nebenschilddrüse beobachtet wurde (BÖTTIGER u. WERNSTEDT 1926), steckt darin eine unbewiesene Behauptung. Es ist doch eine Tatsache, daß bei 4 Fällen von Pseudohypoparathyreoidismus normale oder hyperplastische Nebenschilddrüsen gefunden wurden.

Die einfachsten Unterscheidungsmerkmale sind aber die physischen Symptome, so daß eine ausführliche Darstellung der *Gestaltmerkmale des idiopathischen Hypoparathyreoidismus* hier angebracht ist. Beim idiopathischen Hypoparathyreoidismus ist das Längenwachstum in der Regel nicht vermindert. Ein Fall von FORBES (1956) (Fall II), der bei einer Sollgröße von 103 cm nur 79 cm groß war, hatte gleichzeitig eine autoptisch bestätigte Nebenniereninsuffizienz, so daß dieser Fall nicht zum Vergleich geeignet ist. Die Fälle V und VI von FORBES (1956), die von BRONSKY u. Mitarb. (1958) als klein bezeichnet werden, waren Zwillinge. Das Mädchen war bei einer Sollgröße von 103 cm 102 cm groß, der Junge bei einer Sollgröße von 103 cm 98,5 cm, es lag also gar kein Kleinwuchs vor. Einen wesentlichen Kleinwuchs hatte nur der Fall von JORDAN u. KELSALL (1951), der mit 17 Jahren 145 cm groß war. Alle übrigen Fälle mit idiopathischem Hypoparathyreoidismus waren von normaler Größe. Im Einzelfall ist bei der Beurteilung der Körpergröße auch der Größendurchschnitt der Familie zu beachten. Wir hatten Gelegenheit, einen Patienten zu beobachten, der einen idiopathischen Hypoparathyreoidismus mit tetanischen Anfällen seit dem 30. Lebensjahr hatte (Fall XII). Hier war der Kleinwuchs (Größe 151 cm) familiär, denn die Eltern und deren Vorfahren hatten die gleiche Körpergröße wie der Patient. Es ist außerdem nicht sicher, ob der Fall von JORDAN u. KELSALL (1951) nicht doch zum Pseudohypoparathyreoidismus zu zählen ist, denn die akuten Effekte des Parathormons auf Serum-Phosphatkonzentration und Phosphatdiurese waren minimal, wenn auch der Serum-Calciumspiegel nach Parathormongabe anstieg. Der körperliche Habitus würde zum Pseudohypoparathyreoidismus passen, über die Metacarpalia und Metatarsalia finden sich keine Angaben. Die Zuordnung dieses Falles ist deshalb nicht mit Sicherheit möglich. Ähnlich verhält es sich mit dem Fall III von MACGREGOR u. WHITEHEAD (1954), einem 13jährigen Jungen, der kurzgliedrig und wachstumsverzögert war (Längenrückstand 14 cm). Nach Parathormon kam es zu einem Absinken der Serum-Phosphatkonzentration. Die entsprechenden Behandlungsergebnisse mit Calciferol waren aber sehr viel besser, während AT 10, das sonst beim Pseudohypoparathyreoidismus und beim idiopathischen Hypoparathyreoidismus gleich gut wirkt, hier keinen wesentlichen Effekt zeigte. Das Bestehen von ektopischen Verkalkungen spricht sehr zugunsten der Diagnose Pseudohypoparathyreoidismus. Da auch hier detaillierte Angaben über das Hand- und Fußskelet fehlen, ist auch die Zuordnung dieses Falles nicht einwandfrei möglich.

Die folgende Tabelle zeigt, daß der Wachstumsrückstand nicht zum Bild des idiopathischen Hypoparathyreoidismus gehört. Es sind nur diejenigen Fälle aufgeführt, die manifeste Symptome des Hypoparathyreoidismus vor der Pubertät aufweisen.

Ektopische Verkalkungen oder Knochenbildungen in den Weichteilen, wie sie beim Pseudohypoparathyreoidismus häufig gefunden werden, kommen beim idiopathischen Hypoparathyreoidismus nicht vor. Rechnet man den Fall III von MACGREGOR u. WHITEHEAD (1954), wie oben diskutiert, nicht zum idiopathischen Hypoparathyreoidismus, so gibt es keinen, der die für den Pseudohypoparathyreoidismus typischen, meist periartikulär gelegenen Weichteilverkalkungen zeigt.

Verkürzungen einzelner oder mehrerer Mittelhand- oder Mittelfußknochen kommen beim idiopathischen Hypoparathyreoidismus nicht vor. Bei Vorhandensein von Brachymetacarpie oder Brachymetatarsie handelt es sich deshalb immer um einen Pseudohypoparathyreoidismus und nie um einen idiopathischen Hypoparathyreoidismus. Das Symptom kann beim Pseudohypoparathyreoidismus fehlen (ELRICK u. Mitarb. 1950 u. a.), bei idiopathischem Hypoparathyreoidismus wurde es aber nie beobachtet. Es werden also, wenn man in der Diagnose vom Symptom Brachymetacarpie ausgeht, nicht zu viele, sondern zu wenige Fälle von Pseudohypoparathyreoidismus diagnostiziert.

Der idiopathische Hypoparathyreoidismus kommt häufig gemeinsam mit ektodermalen Dysplasien, wie Behaarungsanomalien, Nagelveränderungen,

Hautveränderungen vor, beim Pseudohypoparathyreoidismus wurden diese Symptome nicht beobachtet.

Tabelle 4. *Körpergröße bei idiopathischem Hypoparathyreoidismus*

Autor	Gestalt	Beginn der Erkrankung mit
ALBRIGHT u. ELLSWORTH (1929)	normal	8 Jahren
BEREZIN u. STEIN (1948)	normal	5 Jahren
BLACKBURN u. Mitarb. (1954)	normal	10 Jahren
BRONSKY u. Mitarb. (1958)	normal	10 Jahren
CANTAROW (1932)	normal	$3^1/_3$ Jahren
CANTAROW (1939)	normal	3 Jahren[1]
DRAKE u. Mitarb. (1939)	normal	4 Jahren[1]
DRAKE u. Mitarb. (1939)	normal	11 Jahren
DRAKE u. Mitarb. (1939)	normal	12 Jahren
DRAKE u. Mitarb. (1939)	normal	13 Jahren
EMMERSON u. Mitarb. (1941)	normal	4 Jahren
FORBES (1956) I.	normal	$4^1/_2$ Jahren
FORBES (1956) V.	normal	$2^1/_2$ Jahren
FORBES (1956) VI.	klein (s. Text)	$3^1/_2$ Jahren
FRANCO (1940)	normal	14 Jahren
KUNSTADTER u. Mitarb. (1963)	normal	1. Lebensjahr
McLEAN (1954)	groß	$4^1/_2$ Jahren
MITCHELL (1954)	groß	1 Jahr
MORTELL (1946)	adipös	8 Jahren
DE MOWBRAY u. Mitarb. (1954)	normal	12 Jahren
PERLMUTTER u. Mitarb. (1956)	normal	10 Jahren
RHYNE u. Mitarb. (1956)	normal	6 Tagen
SCHULMAN u. RATTNER (1956)	normal	$10^1/_2$ Jahren
SMITH u. ZIKE (1963)	normal	1. Lebensjahr
STROM u. WINEBERG (1954)	normal	5 Jahren
STUTPHIN u. Mitarb. (1943)	normal	10 Jahren
STUTPHIN u. Mitarb. (1943)	normal	4 Jahren

[1] Autoptisch bestätigtes Fehlen der Nebenschilddrüsen.

Zusammengefaßt unterscheidet sich der Pseudohypoparathyreoidismus vom idiopathischen Hypoparathyreoidismus:

1. durch den obligaten disproportionierten Kleinwuchs, der nur beim Pseudohypoparathyreoidismus vorkommt,

2. durch die Brachymetacarpie und Brachymetatarsie, die nur beim Pseudohypoparathyreoidismus vorkommt, hier fehlen kann, beim idiopathischen Hypoparathyreoidismus aber nicht beobachtet wird,

3. durch die ektopischen Weichteilverkalkungen oder ektopischen Knochenbildungen, die spezifisch für den Pseudohypoparathyreoidismus sind und beim idiopathischen Hypoparathyreoidismus nicht vorkommen.

4. durch das Vorhandensein normalen Nebenschilddrüsengewebes beim Pseudohypoparathyreoidismus (wenige Fälle untersucht) und das Fehlen von Nebenschilddrüsengewebe beim idiopathischen Hypoparathyreoidismus (wenig Fälle mit Autopsiebefund),

5. durch ektodermale Dysplasien, die nur beim idiopathischen, nicht aber beim Pseudohypoparathyreoidismus beobachtet werden,

6. durch die Parathormonresistenz, die beim Pseudohypoparathyreoidismus mit wenigen Ausnahmen nachgewiesen wurde und beim idiopathischen Hypoparathyreoidismus nur in wenigen Fällen vorhanden war. Die Parathormonresistenz ist kein absolutes Kriterium für die Differentialdiagnose, aber nach wie vor ein sehr wesentliches.

Die Abb. 22 zeigt die differentialdiagnostischen Verbindungen von Pseudohypoparathyreoidismus und Pseudo-Pseudohypoparathyreoidismus mit anderen Erkrankungen in synoptischer Darstellung.

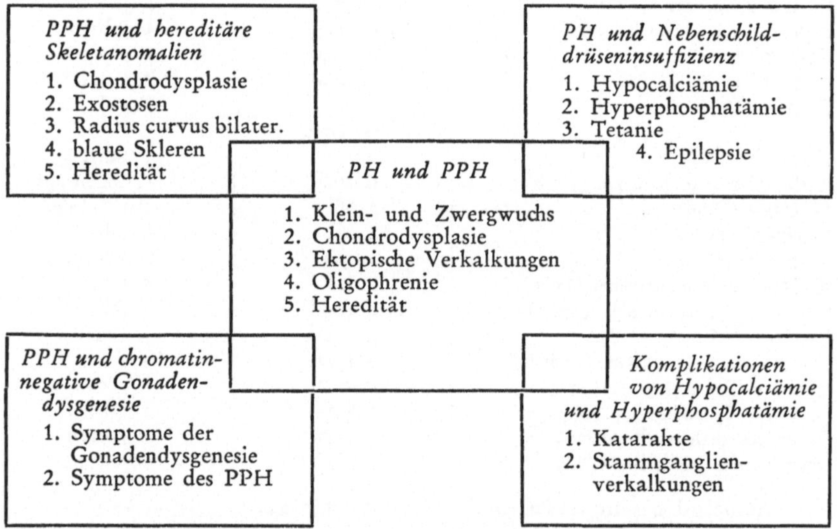

Abb. 22. Überschneidungen der Symptome von Pseudohypoparathyreoidismus (PH) und Pseudo-Pseudohypoparathyreoidismus (PPH) mit anderen Krankheiten

Die Pathophysiologie des Pseudohypoparathyreoidismus und des Pseudo-Pseudohypoparathyreoidismus

1. Einleitung

Beim Pseudohypoparathyreoidismus besteht wie bei echtem Hypoparathyreoidismus eine Hypocalciämie und eine Hyperphosphatämie. Nach der Hypothese ALBRIGHTS sind diese veränderten Serummineralkonzentrationen die Folge einer Endorganresistenz gegen das in normaler (oder sogar in vermehrter) Menge gebildete Parathormon. Die Bedeutung und Problematik dieser Hypothese wird nur dann in vollem Umfange verständlich, wenn die normale Funktion der Nebenschilddrüsen und die pathologische Physiologie des Hypo- und des Hyperparathyreoidismus bekannt sind. Der speziellen Pathophysiologie des Pseudohypoparathyreoidismus und des Pseudo-Pseudohypoparathyreoidismus wird deshalb zunächst ein kurzer Überblick über die normale und pathologische Physiologie der Nebenschilddrüsen vorangestellt.

Calcium und Phosphat werden im oberen Dünndarm resorbiert, im Blut transportiert und von der Niere, mit den Darmsäften und mit dem Schweiß ausgeschieden. Das Calcium befindet sich gelöst im extracellulären Raum des Milieu interne, das Phosphat ist auf den extra- und intracellulären Raum verteilt. Das große Calcium- und Phosphatdepot — das Skelet mit den Knochenmineralien — befindet sich im extracellulären Raum. Der Austausch der im Knochen fixierten mit den im extracellulären Raum gelösten Mineralien geht so schnell und in so großem Umfange vor sich, daß er die Bewegungen der Mineralien bei den Resorptions- und Ausscheidungsvorgängen bei weitem übertrifft. Dem Skelet werden Calcium und Phosphat entnommen, wenn ihre Zufuhr kleiner ist als ihre Ausscheidung, und das Skelet kann diese Mineralien aufnehmen, wenn sie im Überfluß ins Blut gelangen. Die Funktion des Skeletes als Mineraldepot macht den Gehalt des Blutes an Calcium und Phosphat von ihrer Bilanz weitgehend unabhängig.

Die normale Calciumkonzentration im Serum beträgt rund 10 mg-%, davon sind 35% an Albumine gebunden, 65% sind diffusibel. Die Konzentration des anorganischen Phosphates schwankt beim Erwachsenen zwischen 2,5 bis 4,5 mg-% (Greenberg u. Mitarb. 1960), wahrscheinlich ist ein kleiner Anteil an Eiweiß gebunden (Gordan u. Mitarb. 1962). Biologisch aktiv sind nur die dissoziierten Ionen, also Ca^{++}, $HPO_4^{=}$ und $H_2PO_4^{-}$. In einer Elektrolytlösung sind aber nicht alle vorhandenen Ionen thermodynamisch aktiv, weil ihre freie Beweglichkeit durch interionische Anziehung gehemmt wird. Das Ausmaß dieser Hemmung ist von der Ionenstärke und der Wertigkeit abhängig. Die Konzentration der thermodynamisch aktiven oder biologisch wirksamen Ionen bezeichnet man mit „Ionenaktivität". Sie kann nicht chemisch-analytisch bestimmt werden, sondern muß errechnet werden, indem man die Ionenkonzentration mit einem für das betreffende Ion festgelegten Aktivitätskoeffizienten multipliziert. Chemisch-analytisch kann man nur die Gesamtkonzentrationen und die Ionenkonzentrationen bestimmen (Hopkins u. Mitarb. 1952, Toriba u. Mitarb. 1957, Terepka u. Mitarb. 1958, Fancioni u. Rose 1958). Für praktische Zwecke ist die Bestimmung des Gesamtcalciums ausreichend, weil immer der gleiche Anteil ionisiert oder diffusibel ist (Nordin 1961, Walser 1962, Myers 1962).

Die Regulation der Serumcalciumkonzentration erfolgt durch zwei Mechanismen (McLean u. Urist 1955):

1. durch einen physikochemischen Vorgang (Lösungsgleichgewicht),
2. durch einen biologischen Vorgang (Parathormonwirkung).

Die Regulation der anorganischen Serumphosphatkonzentration erfolgt allein durch den biologischen Vorgang der Parathormonwirkung auf die Nieren.

2. Das Lösungsgleichgewicht

Der Austausch zwischen den gebundenen Mineralien des Knochens und den gelösten der Extracellularflüssigkeit erfolgt in der Knochenflüssigkeit. In der Extracellularflüssigkeit des Knochens herrschen dafür ideale Bedingungen. Einmal steht die riesige Oberfläche der Apatitkristalle $[Ca_{10}(PO_4)_6(OH)_2]$ für den Austausch zur Verfügung, zum anderen erfolgt der Flüssigkeitsstrom im Knochen langsam, NEUMAN u. NEUMAN 1958.

Das Lösungsgleichgewicht und seine Abhängigkeit von der Parathormonwirkung kann in vivo und in vitro nachgewiesen werden. Entzieht man einem Tier mit intakten Nebenschilddrüsen Calcium (z. B. durch Infusion von EDTA), so steigt nach Ende der Infusion die Serumcalciumkonzentration mit großer Geschwindigkeit wieder auf den Normalwert an. Auch am nebenschilddrüsenlosen Tier erfolgt der Wiederanstieg der artefiziell gesenkten Calciumkonzentration mit der gleichen Geschwindigkeit (COPP 1957, COPP u. Mitarb. 1960). In vitro nimmt Knochenasche oder Knochenpulver, welche die natürlichen Hydroxylapatitkristalle enthält, aus einer plasmaisotonen Lösung Calciumphosphatsalze auf (NEUMAN u. NEUMAN 1958) und an eine calciumphosphatarme- oder -freie Inkubationslösung gibt toter oder überlebender Knochen Calcium- und Phosphationen ab (RAISZ u. Mitarb. 1961, SCHARTUM u. NICHOLS 1961, JOHNSTON u. Mitarb. 1962, VAES u. NICHOLS 1962). In jedem Fall stellt sich zwischen den Knochenmineralien und der Inkubationsflüssigkeit ein bestimmtes Lösungsgleichgewicht ein.

Bei allen in vitro-Experimenten mit Knochenpulver oder Knochenasche zeigte sich übereinstimmend, daß die Calciumkonzentration in der Inkubationsflüssigkeit, nachdem sich ein Lösungsgleichgewicht eingestellt hat, die gleiche ist wie die Calciumkonzentration im Serum eines nebenschilddrüsenlosen Tieres (bestimmt als ionisiertes Calcium). Bei normaler Funktion der Nebenschilddrüsen liegt die Calciumkonzentration jedoch höher als bei reinem Lösungsgleichgewicht. Die normale Calciumkonzentration in den Körperflüssigkeiten von Mensch und Tier ist also (bei Gegenwart der Skeletmineralien) „übersättigt". Nur eine aktive Regulation kann aber Calciumphosphatsalze in übersättigter Lösung entstehen lassen. Die aktive Regulation erfolgt durch das Parathormon, das seine Wirkungen auf das Skelet und auf die Nieren ausübt.

3. Die Parathormonwirkung auf das Skelet

Während noch ALBRIGHT u. REIFENSTEIN (1948) in ihrer Monographie die Skeletwirkung des Parathormons für sekundär, d. h. lediglich für eine Folge seiner Wirkung auf die Nieren gehalten hatten, herrscht heute Einigkeit darüber, daß es eine primäre Parathormonwirkung auf den Knochen gibt. Beweisend dafür sind folgende Befunde:

1. Transplantiert man Nebenschilddrüsengewebe in Knochennähe, so erfolgt eine lokale Knochenresorption an der Stelle des Transplantates (BARNICOT 1948, CHANG 1951, GORDAN u. Mitarb. 1962).

2. Läßt man Nebenschilddrüsenextrakte auf Gewebekulturen von embryonalen Knochen einwirken, so erfolgt eine Resorption des Knochengewebes (GAILLARD 1955).

3. Im Experiment am nephrektomierten Tier behält das Parathormon seine Wirkung auf die Serumcalciumkonzentration und mobilisiert Calcium aus dem Skelet (COLLIP u. Mitarb. 1934, GROLLMAN 1954, TALMAGE u. Mitarb. 1957, TALMAGE u. ELLIOTT 1956, TALMAGE u. Mitarb. 1960, MYERS 1962).

4. Beim Menschen kann man indirekt auf eine getrennte Parathormonwirkung auf Knochen und Niere schließen, weil der Wirkungseintritt an beiden Substraten erhebliche zeitliche Unterschiede zeigt (Abb. 23).

Es sind zwar nicht alle Einzelheiten der Übertragung der Parathormonwirkung auf die Knochenmineralien bekannt, sicher werden zunächst durch das Parathormon die Knochenzellen stimuliert und ihre Zellteilung gefördert (HELLER-STEINBERG 1951, TALMAGE u. Mitarb. 1960, GORDAN u. Mitarb. 1962, HIRSCH 1962). Bei Überfunktion der Nebenschilddrüsen können sie zu mehrkernigen Osteoclasten zusammenfließen und in Howshipschen Lacunen liegend, zu der charakteristischen lacunären Knochenresorption führen (EGER 1960). Die Knochenzellen sind also die Vermittler der Parathormonwirkung auf den Knochen. Nach der Aciditäts- oder Citrathypothese bilden sie unter der Stimulation durch das Parathormon vermehrt Citrat, Lactat und Pyruvat, also Carbonsäuren, durch die die Acidität der Knochenflüssigkeit erhöht wird. Da nun die Löslichkeit von Hydroxylapatit vom pH der Lösungsflüssigkeit abhängt (LEVINKAS 1957, NEUMAN u. NEUMAN 1958 u. a.), wird durch Senkung des pH die Löslichkeit von Hydroxylapatit erhöht und da-

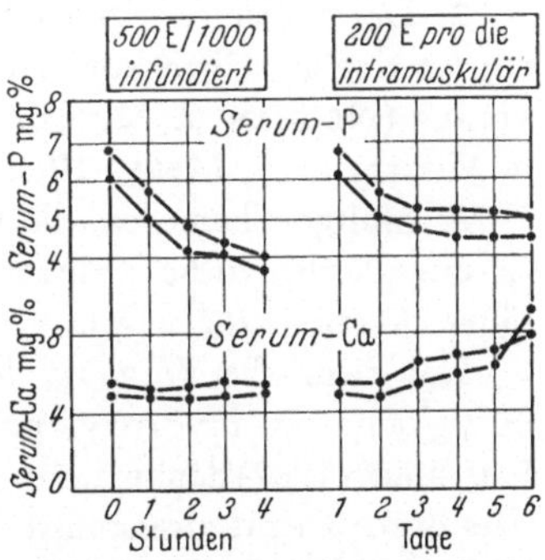

Abb. 23 zeigt den Effekt der Parathormontherapie bei zwei Fällen von Hypoparathyreoidismus. Die Senkung der Phosphorkonzentration erfolgt rasch, die Wirkung ist aber flüchtig. Die Steigerung der Calciumkonzentration erfolgt dagegen langsam und die Wirkung ist nachhaltig

durch die Calciumkonzentration in der Knochenflüssigkeit gehoben. Die „Aciditäts- oder Citrathypothese" der Parathormonwirkung auf den Knochen wird durch folgende Beobachtungen gestützt (vgl. Schema Abb. 24).

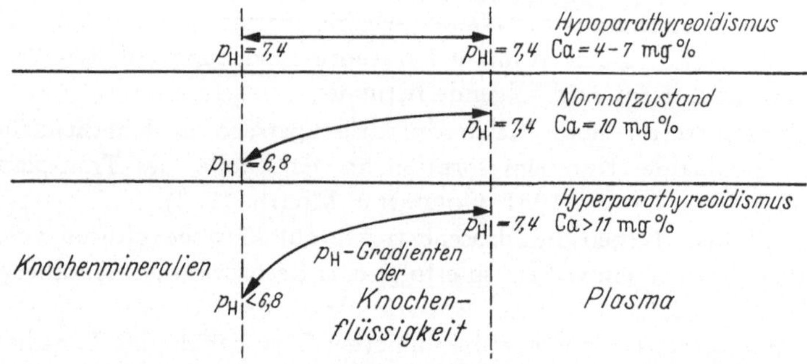

Abb. 24. Schematische Darstellung der Regulation der Serum-Calciumkonzentration durch Einstellung eines pH-Gradienten in der Knochenflüssigkeit. Im Normalzustand ist das pH der Knochenflüssigkeit vermutlich 6,8. Bei diesem pH ist die sonst (bei pH 7,4) übersättigte Calciumphosphatlösung stabil. Fehlt ein aktiv regulierter pH-Gradient (oberer Teil), so herrscht ein reines Lösungsgleichgewicht (pH der Knochenflüssigkeit 7,4 = der des Blutes), bei dem Calcium in der Konzentration von etwa 5 mg-% gelöst bleibt

1. In den Knochenzellen sind die Enzyme der Citronensäuresynthese (Citrogenase) vorhanden, es fehlen dagegen die Fermente für den Citratabbau (Isocitratdehydrogenase) (DIXON u. PERKINS 1952 u. 1956, KENNY u. Mitarb. 1959, WALKER 1961).

2. Der Einstellung einer höheren Calciumkonzentration im Serum geht ein Anstieg der Citratkonzentration in der Knochenflüssigkeit und im Serum voraus (NEUMAN u. Mitarb. 1956, ELLIOTT u. FREEMAN 1956, FIRSCHEIN u. Mitarb. 1959, MYERS 1962).

3. Maligne Tumoren, die Hypercalciämien hervorrufen, beeinflussen das Lösungsgleichgewicht wahrscheinlich über eine Vermehrung der Citronensäure (MYERS 1962 u. a.).

Der chemische Vorgang, der durch die Senkung des pH in der Lösungsflüssigkeit, am Hydroxylapatit vor sich geht, ist nicht genau bekannt. FIRSCHEIN (1962) denkt daran, daß zunächst das Phosphat des Hydroxylapatites durch Citrat ausgetauscht wird und daß der so entstandene Citratapatit leichter löslich ist. Das gleichzeitig mit dem Calcium aus dem Hydroxylapatit gelöste Phosphat kann im Zellstoffwechsel Verwendung finden und muß nicht zu einer Steigerung der Phosphatkonzentration führen (SCHARTUM u. NICHOLS 1961, VAES u. NICHOLS 1961).

Die Regulation der Serumphosphatkonzentration erfolgt durch Wirkungen des Parathormons an der Niere wie im folgenden Teil gezeigt wird.

4. Die Parathormonwirkung auf die Nieren

Das anorganische Phosphat des Serum (3,5 mg-%) wird in der Niere filtriert, so daß bei einem Glomerulumfiltrat von 180 l am Tag 6300 mg Phosphat in den Primärharn ausgeschieden werden. Die durchschnittliche Ausscheidung von Phosphat im Urin beträgt 500 mg. Es werden also in diesem Beispiel 5800 mg oder 92% des filtrierten Phosphates in den Tubuli rückresorbiert.

Das diffusible Calcium des Serums (6,5 mg-%) erscheint ebenfalls im Primärharn. Bei 180 l Glomerulumfiltrat werden am Tag 11700 mg Calcium von den Glomerula filtriert. Da nur etwa 100 mg Calcium im Urin ausgeschieden werden, sind in diesem Beispiel 99% des filtrierten Calciums rückresorbiert worden.

Das Parathormon hat einen direkten Einfluß auf die tubuläre Rückresorption von Phosphat und Calcium. Es *hemmt* die tubuläre Phosphatrückresorption und es *fördert* die tubuläre Calciumrückresorption. Auch ohne Nebenschilddrüsen werden aber 95% und mehr des glomerulär filtrierten Calciums und Phosphats in den Tubuli rückresorbiert. Gelangt mehr Parathormon an die Niere, dann hat diese die Möglichkeit, die Phosphatausscheidung stark zu steigern, denn sie kann statt über 90% dann z. B. nur 50% rückresorbieren. Sie kann aber die Calciumausscheidung nicht in gleichem Maße vermindern, denn bei einer obligaten Rückresorption von 95% und mehr ist eine Steigerung kaum noch möglich. Infolgedessen wirkt sich der Parathormoneinfluß an der Niere ganz überwiegend am Phosphat aus. Das zeigt sich in der Klinik wie im Experiment. Die Förderung der Calciumrückresorption durch das Parathormon ist in der renalen Gesamtausscheidung des Calciums dagegen kaum zu erkennen. Hier ist es die Höhe der Serumcalciumkonzentration und die davon abhängige glomeruläre Calciumfiltration, die die renale Gesamtausscheidung von Calcium im wesentlichen bestimmt (KLEEMAN u. Mitarb. 1958 und 1961, EPSTEIN 1960, BERNSTEIN u. Mitarb. 1962). So ist es zu erklären, daß bei primärem Hyperparathyreoidismus die renale Gesamtausscheidung von Calcium stets erhöht ist, obgleich Parathormon die tubuläre Calciumrückresorption fördert. Umgekehrt ist bei Hypoparathyreoidismus — und bei Pseudohypoparathyreoidismus — die renale Calciumausscheidung vermindert, obwohl hier die tubuläre Calciumrückresorption niedrig ist. In beiden Fällen bestimmt die Höhe der Serumcalciumkonzentration über den ihr proportionalen Calciumgehalt des Primärharns die renale Calciumausscheidung. Der Calciumgehalt der Körperflüssigkeiten wird nicht an der Niere, sondern am Skelet reguliert.

Die Regulation des anorganischen Phosphatgehaltes der Körperflüssigkeiten dagegen erfolgt allein an der Niere. Obgleich lange Zeit Unstimmigkeiten über die Parathormonwirkung an der Niere herrschten (INGALLS u. Mitarb. 1943, GREENWALD 1911, BRULL u. CABONESCO 1939, BRULL 1939, JACOBS u. VERBANCK 1953, BARTTER 1954, MILNE 1951, DENT 1953, STEWART u. BOWEN 1952, JESSERER 1959), ist es in den letzten Jahren gelungen, die Verhältnisse durch Verfeinerung der Untersuchungstechnik und durch Verwendung hochgereinigter Nebenschilddrüsenextrakte eindeutig zu klären.

Es zeigte sich, daß nur die Hemmung der tubulären Phosphatrückresorption ein spezifischer Parathormoneffekt ist (LEVINSKY u. DAVIDSON 1957, GERSHBERG u. Mitarb. 1959, PULLMAN u. Mitarb. 1960, SAMIY u. Mitarb. 1960 und 1961, BERNSTEIN u. Mitarb. 1962, HANDLER 1962), während Einflüsse auf die glomeruläre Phosphatfiltration unspezifischer Natur sind (HANDLER u. Mitarb. 1949, HOGBEN u. BOLLMAN 1951, HANDLER u. COHN 1952).

Ob es eine tubuläre Phosphatsekretion gibt, ist noch immer umstritten. Zwar gibt es nach den Experimenten von NICHOLSON (1959) und von NICHOLSON u. SHEPHARD (1959) eine tubuläre Phosphatsekretion, nachdem der proximale Tubulus zerstört wurde, und eine Steigerung dieser Sekretion durch das Parathormon, es erscheint aber fraglich, ob die so gewonnenen Ergebnisse auf physiologische Verhältnisse übertragbar sind.

Die Parathormonwirkung auf die Nieren, die durch eine Hemmung der tubulären Phosphatrückresorption zu einer Steigerung der Phosphat-Clearance führt, ist rasch, empfindlich, aber limitiert (RASMUSSEN 1961). Nach Parathormongabe steigt die Phosphatdiurese schon nach Minuten an, erreicht aber rasch ein Maximum und dann kann durch Steigerung der Dosis kein zusätzlicher Effekt mehr erzielt werden. Dieser Befund ist für die Beurteilung der „Parathormonresistenz“ von praktischer Bedeutung. Eine Parathormonresistenz kann einmal darauf beruhen, daß die Nierentubuli „parathormonrefraktär“ sind. Sie kann aber auch vorgetäuscht sein, denn ein Organismus, der schon unter maximaler endogener Parathormonwirkung steht, reagiert auf exogen zugeführtes Parathormon nicht mehr mit einem Phosphatdiurese-Effekt, vgl. S. 72.

5. Mechanismus der Parathormonwirkung

Die Nebenschilddrüsen bilden *ein* Hormon, das sowohl die calciummobilisierende Wirkung am Skelet als auch die phosphatdiuretische Wirkung an den Nieren hat. Hochgereinigte Nebenschilddrüsenextrakte haben im Experiment beide Wirkungen (AURBACH 1959, RASMUSSEN u. CRAIG 1959, MUNSON 1960, RASMUSSEN u. DE LUCCA 1963) und die Annahme älterer Autoren, daß die Nebenschilddrüsen zwei Hormone bilden (BARTTER 1954, WERNLY u. a.), hat sich nicht bestätigt. Neuere Untersuchungen zeigen, daß Parathormon in den Nebenschilddrüsen als eine Polypeptidkette mit 76 Aminosäuren vorliegt, deren Sequenz z. Z. noch unbekannt ist, deren Summenformel man aber kennt (RASMUSSEN u. CRAIG 1962, RASMUSSEN u. DE LUCCA 1963). Neuere Befunde, nach denen die Nebenschilddrüsen ein zweites Hormon bilden, das die Calciumkonzentration aktiv senkt (Calcitonin) (COPP u. CAMERON 1961, COPP u. CHENY 1962), gelten bisher nur für den Effekt kommerzieller Nebenschilddrüsenextrakte an Hunden, nicht aber z. B. an der Ratte (TASHJIAN u. MUNSON 1963). Über eine „Calcitoninwirkung" an Menschen liegen bisher keine Untersuchungen vor. Für den Pseudohypoparathyreoidismus haben diese Befunde deshalb Bedeutung, weil man vermuten könnte, daß in den hyperplastischen Drüsen dieser Patienten ein Hormon gebildet wird, das die Calciumkonzentration senkt. Da aber keineswegs sicher bewiesen ist, ob es überhaupt ein „Calcitonin" gibt, scheidet eine solche Hypothese für die Pathogenese des Pseudohypoparathyreoidismus zunächst aus, auch wenn es so scheint, als ob es vereinzelt Fälle mit hyperplastischen Nebenschilddrüsen und den biochemischen Zeichen des Hypoparathyreoidismus gibt (FRAME u. Mitarb. 1962, COSTELLO und DENT 1963, FANCONI u. Mitarb. 1964) [1].

Durch das Parathormon wird die Serumcalciumkonzentration konstant gehalten, indem es ein bestimmtes Lösungsgleichgewicht zwischen den gebundenen Calciumionen des Knochens und den freien der Extracellularflüssigkeit einstellt. Es hält die Serumphosphatkonzentration dadurch konstant, daß es die Menge des im proximalen Tubulus rückresorbierten Phosphates bestimmt.

Durchströmt man Schilddrüsen-Nebenschilddrüsenpräparate mit Lösungen verschiedenen Calciumgehaltes, so geben die Nebenschilddrüsen bei niedrigem Calciumgehalt der Perfusionsflüssigkeit viel und bei hohem Calciumgehalt der Perfusionsflüssigkeit wenig Parathormon ab (PATT u. LUCKHARDT 1942, COPP u. DAVIDSON 1961). Das Wachstum von Nebenschilddrüsengewebe wird in der Gewebekultur durch einen niedrigen Calciumgehalt der Kulturflüssigkeit stimuliert und durch einen hohen Calciumgehalt gehemmt (RAISZ 1963). Es kann also keine Zweifel darüber geben, daß die Parathormonsekretion von der Calciumkonzentration bestimmt wird. Die Höhe der Serumphosphatkonzentration hat keinen vergleichbaren Einfluß auf die Abgabe von Parathormon (COPP u. DAVIDSON 1961). Steigt sie aber auf Werte von über 7 mg-% an, so erfolgt eine Calciumphosphatpräcipitation am Knochen und dadurch eine Verminderung der Calciumkonzentration in der Knochenflüssigkeit und im Blut, durch die die Nebenschilddrüsen stimuliert werden. Hohe Phosphatkonzentrationen stimulieren die Nebenschilddrüsen also über eine Senkung der Calciumkonzentration. Man kann vermuten, daß die Nebenschilddrüsen stimuliert werden, wenn die Calciumkonzentration unter 9 mg-% sinkt, und daß sie gehemmt werden, wenn die Calciumkonzentration über 11 mg-% ansteigt (NORDIN 1961). Diese Verknüpfung von Calciumkonzentration, Parathormonsekretion und Phosphatkonzentration ist schematisch in Abb. 25 dargestellt.

Die Konstanz, mit der der Calciumgehalt der Körperflüssigkeiten reguliert ist, erfordert sehr rasch ablaufende Regulationsvorgänge. Die Sekretion von Parathormon in Abhängigkeit von der Calciumkonzentration des sie

[1] FOSTER u. Mitarb. (Nature [Lond.] 202, 1303, 1964) berichteten kürzlich, daß beim Huhn das Calcitonin nicht in den Nebenschilddrüsen, sondern in der Schilddrüse gebildet wird.

durchströmenden Blutes und der Effekt des Parathormons auf die Knochenzellen sind aber langsam ablaufende Vorgänge. Wenn die Calciumkonzentration auf diesem Wege reguliert würde, sollte sie in großen Oszillationen schwanken. RASMUSSEN (1961), der die Physiologie der Nebenschilddrüsen kürzlich referierte, nahm deshalb an, daß auch die Calciumkonzentration an der Niere reguliert würde. Das ist aber nicht denkbar (vgl. S. 65).

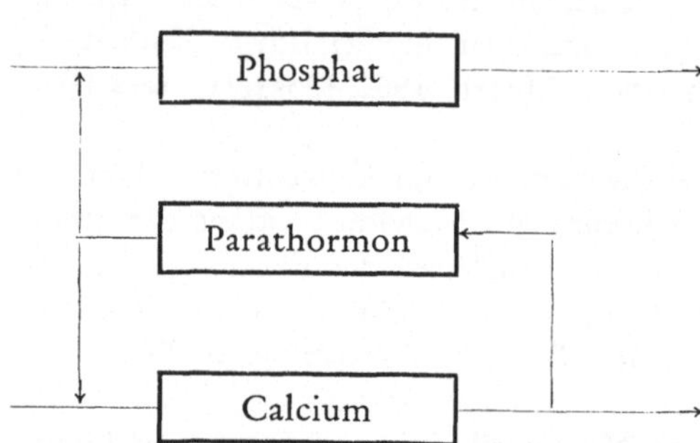

Abb. 25 zeigt die Verknüpfung von Parathormonsekretion und Calciumkonzentration (feed-back-Mechanismus). Die Phosphatkonzentration ist an diesen feed-back-Mechanismus angehängt, ohne (in den physiologischen Konzentrationen von 2,5—4,5 mg-%) auf ihn zurückzuwirken

Die Calciumkonzentration strebt, wenn sie durch Calciumgabe oder -entzug gestört wird, sehr schnell, im Verlauf weniger Minuten, ihrem Ausgangswert wieder zu. Die schnelle Calciumbewegung im Blut ist eine Folge der hohen Geschwindigkeit, mit der sich das Lösungsgleichgewicht im Skelet (in der Knochenflüssigkeit) einstellt. Die langsame Veränderung des Blutcalciums, wie sie nach Parathyreoidektomie und nach Parathormongabe beobachtet wird, ist dagegen ein biologischer Anpassungsvorgang, bei dem über eine Änderung des Stoffwechsels der Knochenzellen der Einfluß des Parathormons auf die Knochenmineralien übertragen wird. Beide Vorgänge zusammen erklären erst alle beobachteten Erscheinungen. Sie müssen in der Theorie klar auseinandergehalten werden. Schnelle Veränderungen des Blutcalciumgehaltes haben mit einer Änderung der Parathormonsekretion nichts zu tun, und sie sind daher bei Parathormongabe auch nicht zu erwarten. Die Tatsache, daß es eine konstante Serumcalciumkonzentration gibt, hat ihren Grund darin, daß hier der schnell ablaufende Prozeß eines Lösungsgleichgewichts wirksam ist. Die Parathormonwirkung erklärt deshalb nicht die eigentliche Konstanz des Blutcalciumgehaltes, sondern nur seine Höhe.

An der Phosphatkonzentration des Blutes sind dagegen erhebliche Schwankungen zu beobachten, z. B. alimentäre, nach Glucosegabe, im Wachstumsalter usw. Daß hier im Gegensatz zum Calcium Oszillationen vorkommen, erklärt sich daraus, daß an der Niere kein dem Lösungsgleichgewicht vergleichbarer physikochemischer Mechanismus eingeschaltet ist. Die Niere gleicht ein ihr angebotenes Phosphatüberangebot oder ein Defizit durch eine Veränderung der Rückresorption aus, also durch einen biologischen, langsamen Vorgang.

Beim Calcium führen alle Parathormonwirkungen zu einer Erhöhung seines Gehaltes in den Körperflüssigkeiten (Skelet) und zu seiner Retention im Organismus (Niere). Beim Phosphat bewirkt das Parathormon umgekehrt die Elimination dieses Minerals und die Senkung seines Gehaltes in den Körperflüssigkeiten. Der biologische Sinn der Verknüpfung der Regulation der Calcium- mit der Phosphatkonzentration ist wohl darin zu sehen, daß die schnelle Senkung der Phosphatkonzentration die langsame Mobilisation von Calcium aus dem Knochen begünstigt. Dadurch, daß sich Calcium- und Phosphatkonzentration im Blut gegensinnig bewegen, wird das Ca × P-Produkt niedrig gehalten, selbst wenn Calcium oder Phosphatkonzentration ansteigen sollten. Dadurch werden z. B. bei primärem Hyperparathyreoidismus Calciumphosphatpräcipitationen in den Weichteilen in der Regel verhindert, wenn man von der Niere absieht. In der Niere sind aber Calcium- und Phosphatgehalt hoch. Die große Konstanz, mit der die Blutcalciumkonzentration reguliert wird, hat zweifellos ihren Sinn, denn Hypocalciämien und Hypercalciämien ziehen schwere Schäden für den Gesamtorganismus nach sich. Die z. T. schweren Folgen der Hypocalciämie (Katarakte, Tetanie, Epilepsie, Stammganglienverkalkungen usw.) zeigt die Symptomatologie des Pseudohypoparathyreoidismus sehr deutlich.

6. Die Pathophysiologie des Pseudohypoparathyreoidismus

Bei der Besprechung der Pathophysiologie des Pseudohypoparathyreoidismus können wir von folgenden Befunden ausgehen:

1. Beim Pseudohypoparathyreoidismus ruft exogen gegebenes Parathormon keine Steigerung der Phosphatdiurese hervor, wie es bei Normalpersonen und besonders bei echtem Hypoparathyreoidismus regelmäßig beobachtet wird. Es besteht also eine „Parathormonresistenz" der Nieren. Für Albright u. Mitarb. (1942), dem wir die Hypothese der Parathormonresistenz beim Pseudohypoparathyreoidismus verdanken, war die Parathormonresistenz der Nieren gleichbedeutend mit einer universellen Parathormonresistenz, denn sie hatten angenommen, daß es nur *eine* Parathormonwirkung, die auf die Nieren, gibt und daß alle übrigen Wirkungen des Parathormons sekundäre Folgen seiner Wirkung auf die Phosphatdiurese seien. Diese Meinung ist heute nicht mehr richtig, denn es ist sicher, daß es neben der phosphatdiuretischen Nierenwirkung des Parathormons auch die calciummobilisierende Knochenwirkung gibt. Wenn beide Wirkungen von dem gleichen Hormon hervorgerufen werden, so muß eine „Parathormonresistenz der Nieren" und eine „Parathormonresistenz der Knochen" unterschieden werden.

2. Eine Phosphatdiurese und eine Verminderung der Plasmaphosphatkonzentration kann beim Pseudohypoparathyreoidismus zwar nicht durch Parathormon, wohl aber durch andere Medikamente, die die Phosphatausscheidung fördern — wie AT 10, Vitamin D und Benemid —, hervorgerufen werden. Der Angriffspunkt dieser Medikamente an den Nieren muß sich von dem des Parathormons unterscheiden. Da diese Medikamente die Stö-

rung des Pseudohypoparathyreoidismus beheben können, Parathormon aber unwirksam ist, ist zu fragen, ob nicht ein der Parathormonwirkung über- oder nebengeordneter Mechanismus beim Pseudohypoparathyreoidismus gestört ist, der den Angriffspunkt des Parathormons im tubulären Phosphattransport gar nicht betrifft.

3. In vielen darauf untersuchten Fällen von Pseudohypoparathyreoidismus fand sich bioptisch eine Hyperplasie der Nebenschilddrüsen, in 6 Fällen wurden Knochenveränderungen wie bei Hyperparathyreoidismus nachgewiesen. Es gibt also Zeichen dafür, daß beim Pseudohypoparathyreoidismus nicht nur die Epithelkörperchen hyperplastisch sind, sondern daß auch bestimmte Folgen des Hyperparathyreoidismus — die Osteitis fibrosa cystica — vorkommen. Das Kernproblem der Pathophysiologie des Pseudohypoparathyreoidismus ist, wie Hypocalciämie und Hyperphosphatämie (sonst Zeichen des Hypoparathyreoidismus) bei gleichzeitig vorhandener Epithelkörperchenüberfunktion und bei Zeichen von Hyperparathyreoidismus an den Knochen (Osteitis fibrosa cystica) entstehen können.

a) Die Parathormonresistenz der Nieren. Die Parathormonresistenz weist man beim Pseudohypoparathyreoidismus mit dem *Ellsworth-Howard-Test* (1943) nach. Unter etwa konstanter Diurese, die durch stündliches Trinken von 200 cm^3 Flüssigkeit zu erreichen ist, wird die Phosphatausscheidung vor und nach intravenös injiziertem Parathormonextrakt gemessen. Die Phosphatausscheidung wird in stündlich gesammelten Urinportionen 3 Std vor und 3—5 Std nach der Injektion von Parathyreoideaextrakt bestimmt. Voraussetzung für den Aussagewert des Tests ist die Verwendung eines wirksamen Drüsenextraktes, da es z. Z. noch nicht in reiner Form zur Verfügung steht. Hier liegen größte Schwierigkeiten in der Interpretation des Tests. Ebenso wie andere Untersucher fanden wir die einheimischen Extrakte nicht immer wirksam. Wir verwenden deshalb Parathormon „Lilly“, dessen in USP-Einheiten angegebene Wirksamkeit uns zuverlässig erschien. Auch dieses Präparat ist vor seiner Anwendung stets auf seine Wirksamkeit in Parallelversuchen an gesunden Personen zu prüfen. Da die Phosphatausscheidung auch von der Nahrungsaufnahme und von dem Energiestoffwechsel abhängt, ist es notwendig, den ganzen Test, der mindestens 6 Std dauert, am nüchternen Patienten durchzuführen. Hält man diese Bedingungen ein, so ist es nach eigener Erfahrung möglich, mit dem Ellsworth-Howard-Test zuverlässige Resultate zu erzielen. Unsere Ergebnisse, die denen anderer Autoren entsprechen, sind in Abb. 26 dargestellt.

Paradoxerweise wird die Wirksamkeit von Parathyreoideaextrakt nicht nach seinem phosphatdiuretischen Effekt standardisiert, sondern nach seinem Effekt auf die Blutcalciumkonzentration (Collip 1925, Collip u. Mitarb. 1925). Da bei der Herstellung des Extraktes Artefakte entstehen können, die seine Wirkung auf Phosphatdiurese und Blutcalciumkonzentration verschieden beeinflussen, wäre eine Standardisierung nach der Wirkung auf die Phosphatausscheidung — die man im Ellsworth-Howard-Test schließlich untersucht — erwünscht (Davies u. Mitarb. 1955). Dann könnte auch sein unspezifischer Effekt auf die Phosphatfiltration ausgeschaltet werden. Ideal wäre ein Extrakt, der allein die Phosphatrückresorption hemmt.

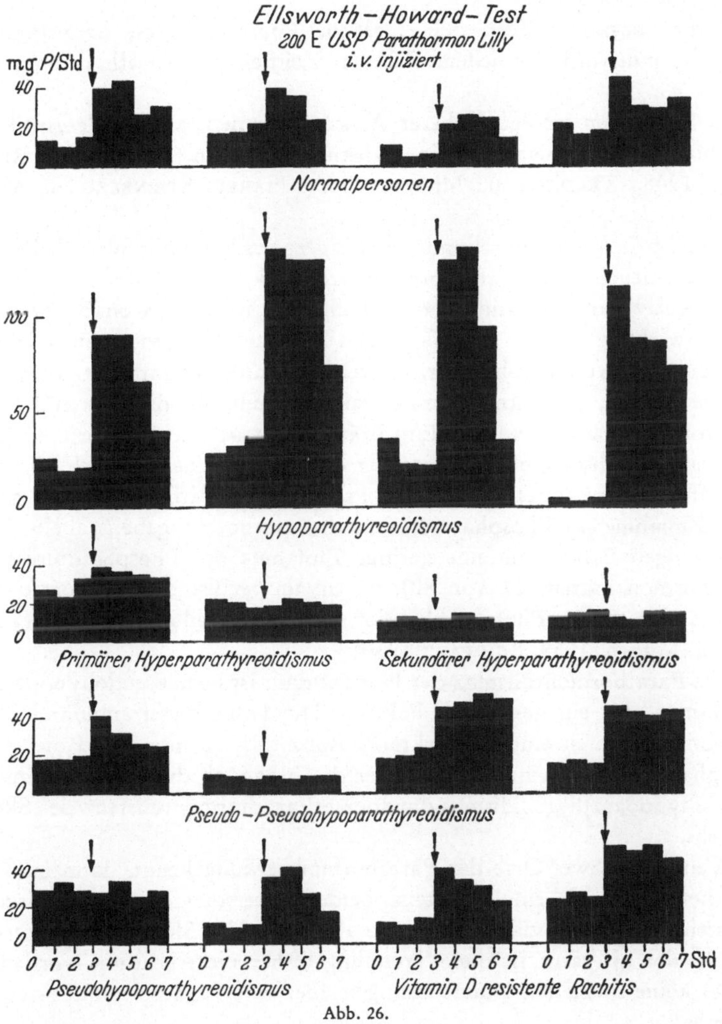

Abb. 26.

Die Standardisierung eines solchen Extraktes wäre zwar umständlich, aber durch Clearance-Untersuchungen ohne weiteres möglich.

Auch wenn die oben genannten Bedingungen der Anwendung von Parathyreoideaextrakten im Ellsworth-Howard-Test beachtet werden, sind Fehlinterpretationen möglich:

1. Ein positiver Test kann allein durch Steigerung der Phosphatfiltration entstehen und damit unspezifisch sein. In einem solchen Fall kann es erforderlich werden, durch eine Inulin-Clearance Filtration und Rückresorption getrennt zu bestimmen (Crawford u. Mitarb. 1950, Gershberg u. Mitarb. 1959, Schwarz 1960).

2. Ein negativer Test, d. h. fehlende Phosphatdiurese nach Parathormongabe muß nicht in jedem Fall ein Zeichen für Parathormonresistenz sein.

a) Es können infolge früherer Anwendung neutralisierende Antikörper im Blut vorhanden sein, die seine Wirkung aufheben (Albright u. Reifenstein 1948, Talmage u. Mitarb. 1953, Harell-Steinberg u. Mitarb. 1957).

b) Bei primärem und sekundärem *Hyper*parathyreoidismus, d. h. bei endogener Vermehrung der Parathormonsekretion kann der Ellsworth-Howard-Test negativ sein, weil die Nieren schon unter maximaler endogener Parathormonwirkung stehen, so daß exogen gegebenes Parathormon keinen zusätzlichen Effekt mehr hervorrufen kann (limitierte Parathormonwirkung auf die Nieren, vergleiche „Parathormonwirkung auf die Nieren").

Trotz der obengenannten Einschränkungen ist der Ellsworth-Howard-Test zum Nachweis einer Parathormonresistenz unentbehrlich. Fast alle daraufhin untersuchten Fälle von Pseudohypoparathyreoidismus zeigten keine Zunahme der Phosphatdiurese nach Parathormongabe (Tabelle 3). Bei den wenigen Fällen, die eine geringe Zunahme der Phosphatdiurese nach Parathormon hatten (11 von 80), ist ein unspezifischer Parathormoneffekt auf die glomeruläre Phosphatfiltration nicht ausgeschlossen worden (Gershberg u. Mitarb. 1959, Schwarz 1960).

Die Parathormonresistenz der Nierentubuli ist beim Pseudohypoparathyreoidismus also ein gesichertes Faktum. Die Folge dieser tubulären Parathormonresistenz ist eine verstärkte Phosphatrückresorption und die Hyperphosphatämie. Es ergibt sich nun aber die Frage, ob die Hypocalciämie bei Pseudohypoparathyreoidismus durch eine Parathormonresistenz des Skeletes entsteht.

Wenn man zwei Orte der Parathormonwirkung kennt, dann muß man logischerweise auch eine Resistenz beider unterscheiden. Es ist also eine Resistenz der Nierentubuli und eine Resistenz des Skeletes zu unterscheiden. In der Literatur ist diese Trennung bisher nicht beachtet worden und es gibt keine speziellen Untersuchungen über eine Parathormonresistenz des Skeletes.

b) Die Parathormonresistenz des Skeletes. Bei echtem Hypoparathyreoidismus führt die Therapie mit Nebenschilddrüsenextrakten zu einer Normalisierung der Serumcalciumkonzentration (Abb. 23). Beim Pseudohypoparathyreoidismus ist sie aber wirkungslos, wie schon aus den ersten Untersuchungen von Albright u. Mitarb. (1942) hervorgeht und wie viele Nachuntersucher immer erneut bestätigt haben. Die parathormonrefraktäre Hypocalciämie bei Pseudohypoparathyreoidismus kann aber *nicht* Ausdruck einer Parathormonresistenz des Skeletes sein, denn es gibt Befunde, aus denen zu schließen ist, daß das Skelet bei Pseudohypoparathyreoidismus parathormonempfindlich ist:

1. Den direkten Beweis der Parathormonempfindlichkeit der Knochen liefern Fälle von Pseudohypoparathyreoidismus, bei denen die Skeletläsion der Osteitis fibrosa cystica generalisata gefunden wurde.

2. Benemid, das einen Einfluß auf die Phosphatdiurese hat, kann beim Pseudohypoparathyreoidismus die Serumphosphatkonzentration normalisieren, dann stellt sich auch eine Normocalciämie ein. Bei echtem Hypoparathyreoidismus — bei Mangel von Parathormon — kann man in einem Teil der Fälle die Serumphosphatkonzentration mit Benemid zwar auch senken, hier bleibt die Serumcalciumkonzentration aber niedrig.

Den direkten Beweis für eine Parathormonempfindlichkeit des Skeletes bei Pseudohypoparathyreoidismus liefern Fälle, die neben den typischen Gestaltmerkmalen des Pseudohypoparathyreoidismus und neben der Hypocalciämie und der Hyperphosphatämie röntgenologische Zeichen einer Osteitis fibrosa cystica generalisata hatten (Kold u. Steinbach 1962, Singleton u. Ching Tseng Teng 1962, Bell u. Mitarb. 1963, Fanconi u. Mitarb. 1964), vergleiche auch die Abb. 20 unseres Falles XII. Die Röntgensymptome der Osteitis fibrosa cystica generalisata beweisen einen Hyperparathyreoidismus, denn diese Skeletläsion kommt nur hier vor und ist absolut spezifisch. Die älteren Fälle von Pseudohypoparathyreoidismus sind nicht genügend darauf untersucht worden, ob röntgenologische Zeichen einer subperiostalen lacunären Knochenresorption der Corticalis vorhanden waren, so daß keine Rückschlüsse auf die Häufigkeit des Vorkommens von Osteitis fibrosa bei Pseudohypoparathyreoidismus möglich sind. Auffällig ist es jedoch, daß in vielen kasuistischen Mitteilungen eine generalisierte Entkalkung erwähnt wird, während man bei Parathormonmangel (bei echtem Hypoparathyreoidismus) häufig eine Osteosklerose findet.

Zur Frage der Parathormonresistenz des Skeletes bei Pseudohypoparathyreoidismus gibt es ferner Hinweise aus Beobachtungen über das Verhalten der Serumphosphat- und Calciumkonzentration unter Benemid-Therapie. Benemid wirkt unmittelbar nur auf die Phosphatkonzentration (Hoffman u. Mitarb. 1952, Pascale u. Mitarb. 1954, Kolb u. Rukes 1954, Kolb u. Steinbach 1962). Es senkt ein erhöhtes Phosphat des Serums auf Normalwerte, beeinflußt aber eine Normophosphatämie nicht. Bei echtem Hypoparathyreoidismus durch Parathormonmangel kann man in einigen Fällen die Serumphosphatkonzentration durch Benemid senken (Kolb u. Rukes 1954 u. a.). Die Serumcalciumkonzentration bleibt dann aber niedrig und das Medikament ist aus diesem Grunde zur Therapie des Hypoparathyreoidismus ungeeignet (Hoffman u. Mitarb. 1952). Beim Pseudohypoparathyreoidismus kann man durch Benemid ebenfalls die Serumphosphatkonzentration senken (BAER u. Mitarb. 1957, KOLB u. STEINBACH 1962, eigene Beobachtung Abb. 27). In diesen Fällen steigt aber nach erfolgreicher Senkung der Phosphatkonzentration gleichzeitig die Serumcalciumkonzentration auf normale Werte an. Wenn es also gelingt, beim Pseudohypoparathyreoidismus die Serumphosphatkonzentration zu senken — in unserem Fall und in dem Fall von BAER u. Mitarb. (1957) durch Steigerung der Phosphatdiurese —, so wird gleichzeitig und ohne weitere Therapie die Serumcalciumkonzentration normal. Die Benemid-Therapie des Pseudohypoparathyreoidismus zeigt damit zwei wichtige pathophysiologische Phänomene:

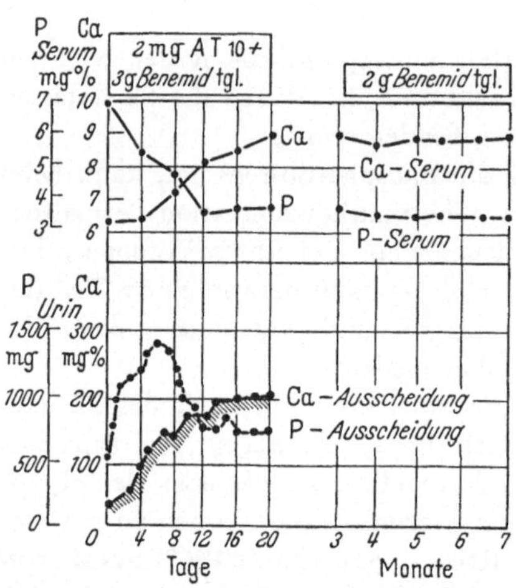

Abb. 27 zeigt renale Calcium- und Phosphatausscheidung und Plasmacalcium- und Phosphatkonzentration bei einem Fall (Fall X) unter Therapie mit AT 10 und Benemid, nachdem zuvor sich AT 10 allein und Benemid allein als unwirksam erwiesen hatten. Unter der kombinierten Therapie erfolgt zunächst eine Zunahme der Phosphatdiurese, dann eine Senkung der Plasmaphosphatkonzentration und zuletzt eine Normalisierung der Plasmacalciumkonzentration. Zur Erhaltung dieses Effektes genügte die Benemid-Therapie

1. Wenn die parathormonrefraktäre Hyperphosphatämie durch Benemid beseitigt ist, stellen sich, da Normocalciämie eintritt, an der Plasma-Knochen-Grenze physiologische Verhältnisse ein, d. h. das Skelet steht dann unter normaler Parathormonwirkung. Wäre der Knochen selbst parathormonresistent — etwa dadurch, daß die Knochenzellen nicht durch Parathormon stimulierbar wären —, dann dürfte nach Normalisierung der Phosphatkonzentration durch Benemid das Serumcalcium nicht ansteigen. Parathormonwirkung am Skelet ist also die Voraussetzung dafür, daß unter Benemid-Therapie Normocalciämie eintritt. Zugleich ist dies ein Beweis dafür, daß die Hypocalciämie des Pseudohypoparathyreoidismus eine direkte Folge der Hyperphosphatämie ist.

2. Durch Benemid kann die Störung der Phosphatrückresorption des Pseudohypoparathyreoidismus, die parathormonrefraktär ist, behoben werden. Der Angriffspunkt des Benemids im Phosphatstoffwechsel der Niere muß also ein anderer sein als der des Parathormons.

Zunächst soll auf die Frage eingegangen werden, wie eine parathormonrefraktäre Hyperphosphatämie die Konzentration des Serumcalciums verändert, und als pathophysiologisches Muster dient dazu die chronische Glomerulonephritis mit Phosphatretention. Im darauffolgenden Abschnitt wird die Frage wieder aufgegriffen, die den Angriffspunkt von Parathormon, Benemid, AT 10 und Vitamin D im renalen Phosphatstoffwechsel betrifft.

c) Der Effekt einer parathormonrefraktären Hyperphosphatämie auf die Serumcalciumkonzentration am Beispiel der chronischen Glomerulonephritis. Wenn bei chronischer Glomerulonephritis das Glomerulumfiltrat auf weniger als 25% absinkt (FOURMAN 1960), kommt es zu einer Retention von Phosphat und zur Hyperphosphatämie. Ihre Entstehungsweise ist zwar eine andere als die Hyperphosphatämie des Pseudohypoparathyreoidismus. Beide Hyperphosphatämien stimmen aber darin überein, daß sie parathormonrefraktär sind. Die Skeletläsion ist bei der Nephritis allerdings wesentlich häufiger als beim Pseudohypoparathyreoidismus. Weil es Parallelen und Unterschiede in der Pathogenese der Skeletläsion von Pseudohypoparathyreoidismus und der chronischen Glomerulonephritis gibt, wird im Folgenden kurz die Mineralstoffwechselstörung der chronischen Glomerulonephritis besprochen, um im Anschluß daran auf das Ausgangsproblem „Einfluß der parathormonrefraktären Hyperphosphatämie auf die Plasmacalciumkonzentration" zurückzukommen.

Der Calciumphosphatstoffwechsel ist bei der chronischen Glomerulonephritis in komplizierter Weise gestört. Es lassen sich drei pathogenetische Mechanismen unterscheiden:

a) Wenn die tubuläre Schädigung überwiegt, kommt es zur Störung der Ammoniaksynthese und zur Unfähigkeit, sauren Urin auszuscheiden. Diese Acidose wird z. T. durch Steigerung der Calciumausscheidung kompensiert (Zusammenfassung bei SCHMITT-ROHDE 1962). Der zusätzliche renale Calciumverlust kann eine drohende oder manifeste Hypocalciämie hervorrufen und diese stimuliert die Nebenschilddrüsen und ist die Ursache des sekundären Hyperparathyreoidismus.

b) Aus bisher nicht geklärten Gründen ist bei der chronischen Glomerulonephritis die intestinale Calciumresorption vermindert (STANBURY u. Mitarb. 1957). Durch große (unphysiologische) Dosen von Vitamin D kann diese verminderte Calciumresorption behoben werden (STANBURY u. LUMB 1962). Wie bei Sprue oder Rachitis kann bei der Glomerulonephritis durch diese verminderte intestinale Calciumresorption ein sekundärer Hyperparathyreoidismus entstehen, denn die Folge der verminderten intestinalen Calciumzufuhr ist eine Untersättigung der Körperflüssigkeiten mit Calcium, und die drohende oder manifeste Hypocalciämie stimuliert die Nebenschilddrüsen.

c) Durch Absinken des Glomerulusfiltrates auf weniger als 25% kommt es zu einer Phosphatretention, zur Hyperphosphatämie und diese kann dadurch, daß sie die Löslichkeit des Calciums im Plasma und in der Knochenflüssigkeit gegensinnig beeinflußt, zur Hypocalciämie und zum sekundären Hyperparathyreoidismus führen (ALBRIGHT u. REIFENSTEIN 1948, KOLB u. STEINBACH 1962 u. a.).

Sowohl die unter a) genannte gesteigerte renale Calciumausscheidung, als auch die unter b) aufgeführte verminderte intestinale Calciumresorption müssen am Skelet zunächst dazu führen, daß die in den regelmäßigen Auf- und Abbauvorgängen neugebildete Knochenmatrix nicht mineralisiert wird und daß wie bei Rachitis und Sprue osteoides Knochengewebe entsteht. Zwar kommt es auch zu einem sekundären Hyperparathyreoidismus, aber die Osteomalacie (renale Rachitis) steht ganz im Vordergrund der Skeletläsion. Wenn dagegen primär bei der chronischen Glomerulonephritis Phosphat retiniert wird, so ist zu erwarten, daß die Skeletläsion — die renale Osteodystrophie — überwiegend eine Osteitis fibrosa cystica ist. Im Einzelfall werden die drei oben erwähnten pathogenetischen Grundmechanismen der renalen Osteodystrophie der chronischen Glomerulonephritis in verschiedener Ausdehnung vorhanden sein, so daß der histologische Skeletbefund Mischbilder zwischen Osteomalacie und Osteitis fibrosa cystica aufweist. Das entspricht völlig den beobachteten Verhältnissen (Fourman 1960, Sarre 1959, Reubi 1960, Danowski 1962, Schmitt-Rhode 1962 u. a.).

Im Rahmen dieser Darstellung der Pathophysiologie des Pseudohypoparathyreoidismus interessiert allein der Vergleich mit der renalen Osteitis fibrosa cystica bei Phosphatretention. Jede Hyperphosphatämie — unabhängig von der Entstehungsursache — steigert den „Kristallisationsdruck“ an der Oberfläche der Hydroxylapatitkristalle und vermehrt die Tendenz zur Präcipitation von Calciumphosphatsalzen am oder im Skelet. Dadurch tendiert die Calciumkonzentration in der Knochenflüssigkeit — und im Plasma — zum Absinken. Die latente oder manifeste Hypocalciämie stimuliert die Nebenschilddrüsen, diese sezernieren vermehrt Parathormon und das Parathormon erhöht das Lösungsgleichgewicht und wirkt damit dem vermehrten „Kristallisationsdruck“ der Hyperphosphatämie entgegen. Mit anderen Worten: durch die Hyperplasie der Nebenschilddrüsen wird die Plasmacalciumkonzentration gegen den zur Hypocalciämie tendierenden Druck der Hyperphosphatämie normal gehalten. Das geschieht allerdings dadurch, daß die Löslichkeit des Hydroxylapatits erhöht wird und daß Calciumphosphatsalze aus dem Skelet gelöst werden. Es ist deshalb zu erwarten, daß in den Fällen von Hyperphosphatämie, in denen viel Calcium aus dem Skelet mobilisiert wird, die Plasmacalciumkonzentration mehr dem Normalwert entspricht als in den Fällen, in denen bei gleich hoher Phosphatkonzentration weniger Calcium aus dem Skelet gelöst wird. Anders ausgedrückt heißt das: Fälle von Hyperphosphatämie mit normaler Plasmacalciumkonzentration müssen eine schwerere Osteitis fibrosa cystica haben als Fälle mit Hyperphosphatämie und niedriger Plasmacalciumkonzentration. Das entspricht den beobachteten Verhältnissen. Bei chronischer Nephritis mit Hyperphosphatämie ist das Plasmacalcium in den Fällen normal, bei denen eine ausgedehnte Osteitis fibrosa cystica vorhanden ist, und es ist in den Fällen niedrig, bei denen die Knochenläsion gering ist oder fehlt (Reubi 1960).

Vergleicht man die Ausdehnung und Häufigkeit von Skeletläsion und die Schwere oder den Grad der Hypocalciämie bei chronischer Nephritis und bei Pseudohypoparathyreoidismus und berücksichtigt die Höhe der bei beiden Erkrankungen bestehenden Phosphatkonzentration, so zeigt sich:

beim Pseudohypoparathyreoidismus ist die Hypocalciämie schwerer, die Skeletläsion seltener und leichter, bei der chronischen Nephritis ist die Hypocalciämie besser kompensiert, dafür aber die Skeletläsion in der Regel ausgedehnter und häufiger. Die Abb. 28 vergleicht Calcium- und Phosphat-

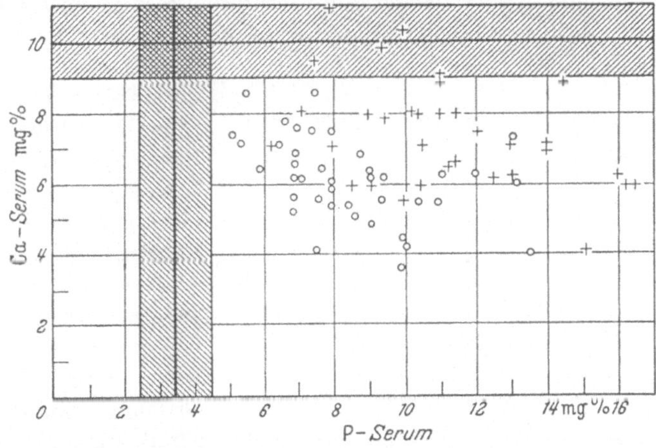

Abb. 28 zeigt die Plasmacalciumkonzentration bei Hyperphosphatämie (+ Nephritis; O Pseudohypoparathyreoidismus). Bei der Hyperphosphatämie der chronischen Glomerulonephritis liegen die Calciumwerte höher als bei Pseudohypoparathyreoidismus, hier ist die Skeletläsion auch schwerer und ausgedehnter. (Die Serumcalcium- und Phosphatkonzentrationen bei Nephritis sind folgenden Arbeiten entnommen: Gall u. Bennett [1942], Greene [1960], Langmead u. Orr [1933], Lathrop [1926], Mach u. Rutishauser [1937], Meroney u. Herndon [1954], Stanbury [1957], Stanbury u. Lumb [1962])

konzentrationen bei Pseudohypoparathyreoidismus und bei chronischer Glomerulonephritis mit Phosphatretention.

Die Gründe für die so verschiedenen Effekte der Hyperphosphatämie bei der Nephritis und der Hyperphosphatämie beim Pseudohypoparathyreoidismus kann man nur vermuten. Einmal könnte die Akuität des Verlaufes eine Rolle spielen. Die Nephritis verläuft akuter, ist progredient und die Phosphatretention nimmt ständig zu. Dadurch können auch die reaktiven Kompensationsvorgänge rascher und effizienter verlaufen. Beim Pseudohypoparathyreoidismus dagegen ist die Hyperphosphatämie eine gleichförmige, chronische, das ganze Leben hindurch bestehende Störung, die einmal mehr, einmal weniger ausgeprägt sein kann, wie man aus vielen Verlaufbeobachtungen weiß. Es ist denkbar, daß deshalb die reaktiven Kompensationsvorgänge (der sekundäre Hyperparathyreoidismus) beim Pseudohypoparathyreoidismus weniger schwere Folgen hat als bei der chronischen Nephritis. Schließlich ist zu bedenken, daß die Kapazität der Nebenschilddrüsenadaptation begrenzt sein kann. Es wäre also möglich, daß ihre ständige Überlastung zu einer gewissen Erschöpfung der Drüsen führt, die bei der chronischen Nephritis deshalb nicht eintritt, weil ihr Verlauf kürzer ist. Hinzu kommt, daß bei chronischer Glomerulonephritis die intestinale Calciumresorption vermindert und die renale Calciumausscheidung gesteigert sein können, die beim Pseudohypoparathyreoidismus nie gestört sind.

Für die eingangs gestellte Frage, ob die Hypocalciämie bei Pseudohypoparathyreoidismus Ausdruck einer Parathormonresistenz des Knochens ist, läßt sich nach diesem Vergleich mit der chronischen Glomerulonephritis sagen, daß allein eine erhöhte Phosphatkonzentration eine Verminderung der Plasmacalciumkonzentration zur Folge haben kann. Diese Feststellung ist auch experimentell durch Lösungsgleichgewichte in vitro mit Hydroxylapatit zu belegen (Abb. 29).

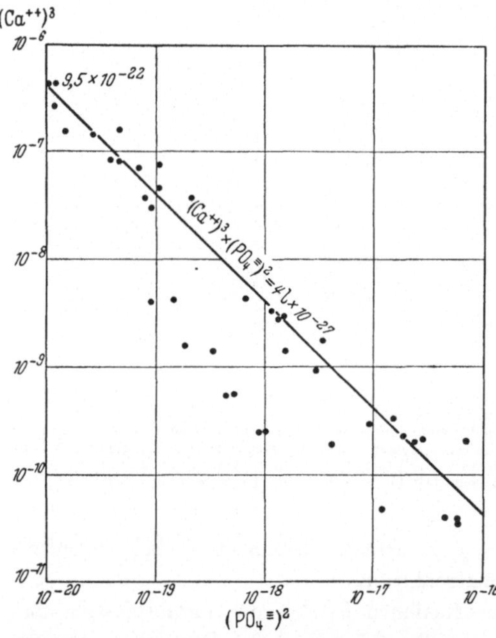

Abb. 29 zeigt Lösungsgleichgewichte mit Knochenmineralien. Die Phosphat- und Calciumkonzentration beeinflussen sich in ihrer Löslichkeit gegensinnig. Eine hohe Phosphatkonzentration senkt die Calciumkonzentration und umgekehrt. Nordin (1960)

Aus dem zuvor Gesagten geht hervor, daß eine Hypocalciämie, die als Folge einer Hyperphosphatämie entstanden ist, parathormonrefraktär sein muß, wenn die Hyperphosphatämie ebenfalls parathormonrefraktär ist. Es sind viele Verläufe von chronischer Nephritis mit Phosphatretention beobachtet worden, die zeigen, daß bei therapieresistenter Hyperphosphatämie die Hypocalciämie auch dann fortbesteht, wenn eine Hyperplasie der Nebenschilddrüsen vorhanden ist (Huth 1962 u. a.). Aus diesen Fällen ist zu ersehen, daß eine stark vermehrte endogene Produktion von Parathormon nicht zu einer Kompensation der Hypocalciämie führte, obgleich Calciumsalze aus dem Skelet mobilisiert wurden, wie man an der Osteitis fibrosa cystica ersehen konnte.

Beim Pseudohypoparathyreoidismus beobachtet man die gleichen Verhältnisse. Schon ALBRIGHT u. Mitarb. (1942) und viele der Nachuntersucher (vgl. Tabelle 3) fanden, daß hier exogen gegebenes Parathormon weder eine Senkung der erhöhten Serumphosphatkonzentration hervorrief, noch die verminderte Calciumkonzentration erhöhte.

Der Vergleich der Mineralstoffwechselstörung bei chronischer Nephritis mit Phosphatretention mit der Mineralstoffwechselstörung des Pseudohypoparathyreoidismus zeigt:

1. Eine parathormonrefraktäre Hyperphosphatämie kann eine Senkung der Serumcalciumkonzentration zur Folge haben, auch wenn das Skelet parathormonempfindlich ist.

2. Die als Folge der Hyperphosphatämie entstandene Hypocalciämie ist parathormonrefraktär, weil und solange die Hyperphosphatämie parathormonrefraktär ist.

d) Der sekundäre Hyperparathyreoidismus. In dem bisher besprochenen Teil der Pathophysiologie des Pseudohypoparathyreoidismus wurde gezeigt, daß die nachweisbare Störung im Mineralstoffwechsel eine Phosphatretention durch die Nieren ist, die dadurch entsteht, daß das Parathormon nicht an den Nierentubuli wirkt. Es wurde ferner gezeigt, daß als Folge der Phosphatretention und der Hyperphosphatämie die Calciumkonzentration gesenkt wird. Dadurch wiederum wird die Tätigkeit der Nebenschilddrüsen stimuliert. Es liegt beim Pseudohypoparathyreoidismus also ein „sekundärer Hyperparathyreoidismus" vor, d. h. eine Adaptation der Nebenschilddrüsen an den gestörten Mineralstoffwechsel. Folgende Beobachtungen sprechen dafür, daß die Tätigkeit der Nebenschilddrüsen beim Pseudohypoparathyreoidismus gesteigert ist:

1. Die histologisch nachgewiesene Hyperplasie einer Drüse durch Biopsie in 4 Fällen (ALBRIGHT u. Mitarb. 1942, ELRICK u. Mitarb. 1950, MANN u. Mitarb. 1962).

2. Bei behandeltem Pseudohypoparathyreoidismus war die Hyperplasie der Drüsen nicht mehr nachweisbar, die histologische Struktur entsprach der normalen Drüse (ALBRIGHT u. Mitarb. 1942).

3. In sechs Fällen von Pseudohypoparathyreoidismus wurden die Folgen der Nebenschilddrüsenüberfunktion am Skelet nachgewiesen, d. h. es bestand eine Osteitis fibrosa cystica (KOLB u. STEINBACH 1962, SINGLETON u. CHING TSENG TENG 1962, BELL u. Mitarb. 1963, FANCONI u. Mitarb. 1964).

4. Unter Calciuminfusion verhält sich die Phosphatdiurese nicht wie bei echtem Hypoparathyreoidismus, d. h. sie zeigt keine Zunahme, sondern wie bei Hyperparathyreoidismus, bei dem in der Regel ein Rückgang der Phosphatdiurese beobachtet wird (eigene Beobachtung, Abb. 30).

5. Normalisiert man die Phosphat- und Calciumkonzentration des Serums z. B. durch Benemid-Therapie, so verliert sich die Parathormonre-

sistenz, d. h. die zuvor — bei veränderten Calcium- und Phosphatkonzentrationen — refraktären Tubuli, werden wieder parathormonempfindlich (eigene Beobachtung, Abb. 31).

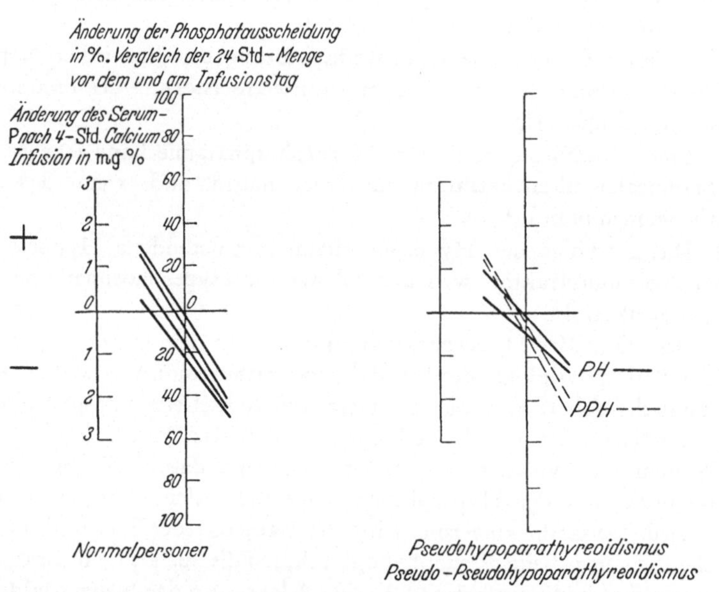

Abb. 30 zeigt das Verhalten der Phosphatausscheidung nach Calciuminfusion bei Pseudohypoparathyreoidismus. Die Ausscheidung des der Infusion vorangegangenen Tages ist mit der Ausscheidung am Tage der Infusion verglichen, infundiert wurden 15 mg Calcium pro kg Körpergewicht über 4 Std. in 1000 cm³ 0,9 % NaCl-Lösung

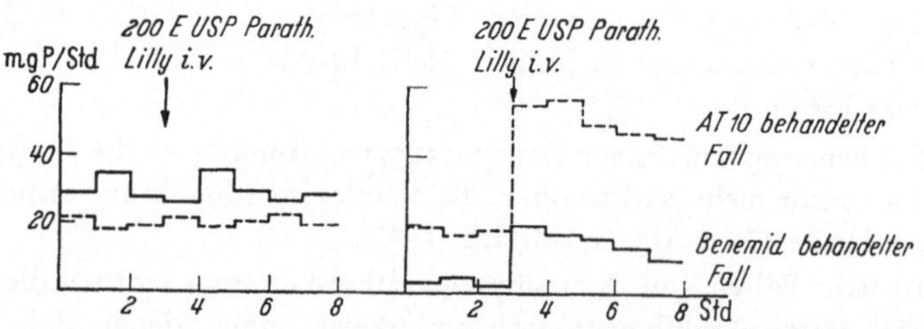

Abb. 31. Ellsworth-Howard-Test bei 2 Fällen von Pseudohypoparathyreoidismus, links vor Behandlung, rechts nach rund 1-jähriger Behandlung (Fälle X und XI)

Während die Punkte 1—3 aus dem zuvor Gesagten ohne weiteres verständlich sind, verlangen die Punkte 4 und 5 eine Erklärung. Infundiert man Normalpersonen Calcium und erhöht damit artefiziell die Serumcalciumkonzentration, so wird die Nebenschilddrüsentätigkeit gehemmt, Parathormon gelangt in kleinerer Menge an die Nierentubuli und die Phosphatausscheidung nimmt ab (vgl. S. 67—68). Genauso verhalten sich die meisten

Patienten mit primärem Hyperparathyreoidismus (HOWARD u. Mitarb. 1953 u. a.) und auch Patienten mit sekundärem Hyperparathyreoidismus (SCHWARZ u. STIELER 1962). Bei echtem Hypoparathyreoidismus dagegen steigt die Phosphatausscheidung nach Infusion von Calcium regelmäßig an (HOWARD u. Mitarb. 1953 und viele eigene Beobachtungen). Bei Pseudohypoparathyreoidismus geht die Phosphatdiurese nach Calciuminfusion nun ebenso wie bei Normalpersonen und wie bei primärem und sekundärem Hyperparathyreoidismus zurück. Da dieser Rückgang mit Sicherheit auf einer Hemmung der endogenen Nebenschilddrüsentätigkeit beruht (HIATT u. THOMPSON 1957), so zeigt dieser Effekt, daß die Nierentubuli bei Pseudohypoparathyreoidismus auf Entzug des endogenen Parathormons normal reagieren (Abb. 30). Sie reagieren *nicht* auf exogen zugeführtes Parathormon (negativer Ellsworth-Howard-Test), sie reagieren aber *doch* auf Entzug des endogenen Parathormons. Genau wie Kranke mit Pseudohypoparathyreoidismus verhalten sich auch Kranke mit sekundärem und z. T. auch mit primärem Hyperparathyreoidismus.

Der bei Pseudohypoparathyreoidismus beobachtete Rückgang der Phosphatausscheidung nach Infusion von Calcium stützt also die These des sekundären Hyperparathyreoidismus und spricht gegen die Nebenschilddrüseninsuffizienz.

Unsere Fälle X u. XI wurden, nachdem eine erfolgreiche Behandlung mit Benemid bzw. mit AT 10 die Serummineralkonzentrationen über ein Jahr normal gehalten hatte, mit dem Ellsworth-Howard-Test nachuntersucht. Es zeigte sich, daß die zuvor mit Sicherheit parathormonrefraktären Fälle, nun parathormonempfindlich geworden waren, denn nun erfolgte eine Zunahme der Phosphatausscheidung nach Parathormon „Lilly" um mehr als 300% (Abb. 31). Auch diese Befunde — wenn auch zunächst nur einzelne — sprechen dafür, daß bei Pseudohypoparathyreoidismus ein sekundärer Hyperparathyreoidismus vorliegt. Der Fall II von ZELLWEGER u. GIRARDET (1951), der nach den Gestaltmerkmalen sicher zum Pseudohypoparathyreoidismus gehörte, der jedoch „parathormonempfindlich" war, zeigte diese Empfindlichkeit nach mehrjähriger Behandlung mit Dihydrotachysterin. Interpretiert man den Fall nach dieser Hypothese, so wurde durch die Behandlung der „sekundäre Hyperparathyreoidismus" beseitigt und der zuvor — während des Bestehens des sekundären Hyperparathyreoidismus — parathormonrefraktäre Fall wurde nun parathormonempfindlich.

Der sekundäre Hyperparathyreoidismus ist nach dem zuvor Gesagten auch für die Parathormonresistenz des Pseudohypoparathyreoidismus selbst von Bedeutung, denn die Parathormonresistenz kann selbst eine Folge des sekundären Hyperparathyreoidismus sein. Das folgende Schema erleichtert das Verständnis der Folge der Ereignisse im Mineralstoffwechsel bei Pseudohypoparathyreoidismus:

1. Parathormonresistenz der Nierentubuli (? renale Phosphattransport-

störung, die eine Parathormonresistenz nur vortäuscht), vergleiche weiter unten.

↓

2. Hyperphosphatämie

↓

3. Hypocalciämie

↓

4. Stimulation der Nebenschilddrüsen (sekundärer Hyperparathyreoidismus).

↓

5. Parathormonresistenz durch den sekundären Hyperparathyreoidismus.

Durch die Nebenschilddrüsenhyperplasie kann nun der basale Defekt im Mineralstoffwechsel und die davon abhängige „Phosphattransportstörung" an der Niere mehr oder weniger vollständig kompensiert werden. Je besser diese Kompensation gelingt, um so mehr bleiben die Serummineralkonzentrationen normal. Je ausgeprägter aber die Nebenschilddrüsenhyperplasie selbst ist, um so vollständiger muß die Parathormonresistenz sein. Diese Darstellung, die die Parathormonresistenz nicht an den Anfang der Pathophysiologie stellt, sondern sie einfügt, stellt eine neue Hypothese vor. Sie hat gegenüber der alten von ALBRIGHT den Nachteil, daß sie die Beschaffenheit der Grundstörung offen läßt, sie hat aber den Vorteil, daß man mit ihr alle bei Pseudohypoparathyreoidismus und Pseudo-Pseudohypoparathyreoidismus beobachteten Fakten interpretieren kann. Die Gegenüberstellung der hier beschriebenen neuen Hypothese mit der von ALBRIGHT erfolgt ausführlich in dem Abschnitt: die Pathogenese der Grundstörung des Pseudo- und des Pseudo-Pseudohypoparathyreoidismus.

Zunächst sollen die pathophysiologischen Konsequenzen durchdacht werden, die sich daraus ergeben, daß Parathormon in der Behandlung des Pseudohypoparathyreoidismus unwirksam ist, daß Benemid, AT 10 und Vitamin D jedoch in der Lage sind, die Stoffwechselstörung an der Niere auszugleichen.

e) Die Empfindlichkeit des Pseudohypoparathyreoidismus für die Behandlung mit AT 10, Vitamin D und Benemid. Genauso eindeutig wie die Unwirksamkeit von Parathormon in der Behandlung des Pseudohypoparathyreoidismus in allen darauf untersuchten Fällen demonstriert werden konnte, genauso eindeutig fanden alle Untersucher, daß AT 10 und Vitamin D (ALBRIGHT u. Mitarb. 1942, ALEXANDER u. TUCKER 1949, MOEHLING u. GERRISCH 1950, ELRICK u. Mitarb. 1950, MACGREGOR u. WHITEHEAD 1954, COHEN u. DONELL 1960 u. a.) und daß Benemid (BAER u. Mitarb. 1957, KOLB u. STEINBACH 1962, eigene Beobachtung) in der Behandlung des Pseudohypoparathyreoidismus wirksam sind.

Über die Wirkungen von AT 10 und Vitamin D überhaupt existiert eine umfangreiche Literatur, die hier nicht im einzelnen referiert werden soll. In unserem Zusammenhang ist es wichtig, daß Vitamin D und AT 10 in sehr kleinen Dosen die intestinale Calciumresorption fördern, aber nur in Fällen, bei denen Vitamin D-Mangel vorliegt, d. h. bei Rachitis und bei Sprue (GRAB 1953, DENT 1960). Bei normal mit Vitamin D versorgten Menschen haben diese Medikamente keinen oder nur einen sehr geringen Einfluß auf die intestinale Calciumresorption (JACKSON u. DANCASTER 1959, 1962). Das Wirkungsoptimum ist schon bei Vitamin D-Dosen um 100—200 E täglich erreicht. Die bei Hypoparathyreoidismus und bei Pseudohypoparathyreoidismus angewendeten Dosen liegen weit oberhalb der für die intestinale Calciumresorption optimalen Dosis. Bei hoher Dosierung wirkt AT 10 und Vitamin D dem Parathormon ähnlich, denn dann beeinflussen beide Medikamente das Lösungsgleichgewicht zwischen Skelet und Knochenflüssigkeit genau wie das Parathormon (Übersicht bei FOURMAN 1960 und DANOWSKI 1962). Sie mobilisieren Calciumsalze aus dem Skelet über den gleichen Mechanismus, über den Parathormon Calcium mobilisiert (JACKSON u. DANCASTER 1959), nämlich über eine Änderung der Acidität in der Knochenflüssigkeit.

Für die Pathophysiologie des Pseudohypoparathyreoidismus interessiert aber vor allen Dingen die Wirkung des AT 10 und des Vitamin D auf die renale Phosphatausscheidung. Seit den Untersuchungen von ALBRIGHT u. REIFENSTEIN (1948) wird angenommen, daß das AT 10 eine dem Parathormon ähnlichere Wirkung hat als das Vitamin D. Auch GRAB (1953) vertritt diese Meinung. Kürzlich haben TEREPKA u. CHEN (1962) beide Präparate in kristalliner Form bei intravenöser Applikation an Gesunden und an Kranken mit Hypoparathyreoidismus verglichen und fanden, daß Vitamin D und AT 10 im Prinzip völlig gleiche Wirkungen hervorrufen, daß aber Dosisunterschiede bestehen. Es ist gesichert, daß AT 10 und Vitamin D in hohen Dosen durch eine Direktwirkung an der Niere (KIDICEK u. Mitarb. 1961) die Phosphatausscheidung steigern und die Plasmaphosphatkonzentration senken können (TEREPKA u. CHEN 1962 u. a.). Ihre phosphatdiuretische Wirkung ist aber von der des Parathormons dadurch unterschieden, daß sie langsamer (erst nach Tagen) einsetzt und länger anhält (WATCHORN 1930,

	PTH	AT 10	Vitamin D	Benemid
Gesunde	+	o	o	o
Hypoparathyreoidismus	+++	++[1]	+[1]	±
Vitamin D-Mangel	o	—	—	unbekannt
Pseudohypoparathyreoidismus	o	++[1]	+[1]	++

o = kein Effekt + = Zunahme — = Abnahme

[1] verzögert einsetzender Effekt.

Abb. 32. Vergleich der Wirkungen von Parathormon, AT 10, Vitamin D und Benemid auf die renale Phosphatausscheidung

GRAB 1953, TEREPKA u. CHEN 1962 u. a.). Die Abb. 32 zeigt einen Vergleich der Wirkungen von Parathormon, AT 10, Vitamin D und Benemid auf die renale Phosphatausscheidung bei Gesunden und bei Kranken mit

Störungen im Calciumphosphatstoffwechsel. Man sieht, daß Benemid rascher auf die Phosphatdiurese wirkt als Vitamin D und AT 10; es ist damit in seiner Wirkungsweise dem Parathormon ähnlicher. Es unterscheidet sich aber dadurch vom Parathormon, daß es die normale Plasmaphosphatkonzentration unbeeinflußt läßt.

Obgleich die oben genannten Medikamente — wie auch das Parathormon — auf die tubuläre Phosphatrückresorption einwirken müssen (anders kann man die durch sie hervorgerufene Senkung der Plasmaphosphatkonzentration nicht erklären), so ist ihre Wirkungsweise doch sehr voneinander unterschieden und es ist wahrscheinlich, daß auch ihr Angriffspunkt am Nierentubulus verschieden ist. Wenn nun AT 10, Vitamin D und Benemid die renale Störung im Phosphatstoffwechsel bei Pseudohypoparathyreoidismus beseitigen können, so ist zu fragen, worin die Parathormonresistenz des Pseudohypoparathyreoidismus eigentlich besteht. Es ist nämlich auch denkbar, daß eine nicht die Parathormonwirkung betreffende Störung im tubulären Phosphattransport besteht, die eine Parathormonresistenz nur vortäuscht.

Die tubuläre Phosphatrückresorption ist nach allem, was wir heute wissen, ein aktiver Transport (Zusammenfassung bei SMITH 1958) mit einem sehr wirksamen Transportsystem in Richtung Tubuluslumen → Tubuluszelle → Blut. Die Wirksamkeit zeigt sich darin, daß regulative Einflüsse auf den tubulären Phosphattransport nur durch eine Hemmung der Phosphatrückresorption erfolgen. Stellt man sich diese Hemmung bildlich als Widerstand in einem Fluß vor, so ist es denkbar, daß zwei Widerstände im tubulären Phosphattransport vorhanden sind, von denen nur der Widerstand 1 durch Parathormon verstellbar ist, der Widerstand 2 aber auf andere Einflüsse reagiert, z. B. auf AT 10, Vitamin D und Benemid. Stellt man sich ferner vor, daß die Störung beim Pseudohypoparathyreoidismus im Widerstand 2 liegt, daß der auf Parathormon reagierende Widerstand 1 aber intakt ist, so wären die Folgen für den Mineralstoffwechsel die gleichen wie bei einer Störung des parathormonempfindlichen Widerstandes 1. Folgende Beobachtungen sprechen für eine Störung des nicht parathormonempfindlichen Widerstandes 2:

1. AT 10, Vitamin D und Benemid können den Defekt im renalen Phosphattransport beseitigen, Parathormon aber nicht.

2. Bei der leichter verlaufenden Variante, dem Pseudo-Pseudohypoparathyreoidismus, ist die Parathormonresistenz nicht mit der gleichen Regelmäßigkeit nachgewiesen worden, obgleich hier derselbe basale Stoffwechseldefekt vorliegen muß (vgl. S. 8 u. 9).

3. Der Effekt einer Endorganresistenz kann nicht anders sein als der Ausfall des Hormons selbst. Bei Hormonausfall (idiopathischer Hypoparathyreoidismus) fehlen aber die typischen Gestaltmerkmale des Pseudohypoparathyreoidismus und des Pseudo-Pseudohypoparathyreoidismus.

Versuchen wir von dem Bild der Widerstände zu den Faktoren zurückzugehen, so müssen wir stets im Auge behalten, daß die Existenz einer Parathormonresistenz völlig offen lassen muß, ob das Parathormon nicht angreifen kann, weil der Receptor für Parathormon fehlt, oder ob das Parathormon nicht wirkt, weil der Organismus schon unter maximaler Parathormonwirkung steht. Da beide Mechanismen eine Parathormonresistenz erzeugen können, so haben wir auch für die parathormonresistente Phosphatdiurese des Pseudohypoparathyreoidismus beide Alternativen zu überlegen. Die Albrightsche Hypothese nimmt die Parathormonresistenz aufgrund fehlender Parathormonreceptoren an, die logische Alternative ist, eine Phosphattransportstörung anzunehmen, die zu Hyperphosphatämie führt und dann sekundär einen Hyperparathyreoidismus nach sich zieht, welcher parathormonrefraktär sein muß. Jede Störung des Phosphatstoffwechsels in den Nieren selbst, die zu Hyperphosphatämie führt, muß eine Parathormonresistenz erzeugen.

Diese logische Deduktion einer anderen Ursache der Parathormonresistenz als die der direkten Endorganunempfindlichkeit, kann in der Tat die Fakten erklären, und zwar wie wir meinen, besser als es die Theorie von der Endorganresistenz vermag. Nimmt man nämlich die Theorie der Endorganresistenz an, dann bleiben alle Symptome des Pseudohypoparathyreoidismus und des Pseudo-Pseudohypoparathyreoidismus — außer der Hyperphosphatämie und der Hypocalciämie mit ihren direkten Folgen — unverständlich, denn der idiopathische Hypoparathyreoidismus hat keine Gestaltabweichungen. Entschließt man sich aber eine (genetische) Phosphattransportstörung anderer Ursache anzunehmen, so bleibt es zumindest möglich, daß diese nicht nur an der Niere, sondern an allen Orten des Phosphattransportes vorhanden ist, wodurch das gemeinsame Vorkommen von Gestaltmerkmalen und tubulären Störungen verständlich werden könnte. Gewiß postuliert diese Theorie eine Phosphattransportstörung, die man nicht kennt, sie öffnet aber sozusagen die Tür für ein Gesamtverständnis der Veränderungen von Pseudohypoparathyreoidismus und Pseudo-Pseudohypoparathyreoidismus. Auf den mutmaßlichen basalen Defekt im Phosphattransport wird in „Pathogenese der Grundstörung bei Pseudohypoparathyreoidismus und bei Pseudo-Pseudohypoparathyreoidismus“ nochmals eingegangen.

7. Die Pathophysiologie des Pseudo-Pseudohypoparathyreoidismus

Obgleich der Pseudo-Pseudohypoparathyreoidismus den gleichen „genetischen Defekt“ hat wie der Pseudohypoparathyreoidismus (vgl. S. 8), ist hier der Mineralstoffwechsel nicht sichtbar gestört. Alle Fälle sind definitionsgemäß normocalciämisch und normophosphatämisch. Wir haben aber gezeigt, daß die Übergänge zum Pseudohypoparathyreoidismus fließende sind (vgl. Übergangsfälle S. 18).

Eine größere Zahl von Patienten mit Pseudo-Pseudohypoparathyreoidismus wurde mit dem Ellsworth-Howard-Test untersucht, mit dem Resultat, daß etwas mehr als die Hälfte parathormonempfindlich, weniger als die Hälfte parathormonrefraktär waren (vgl. S. 29). Die Grundstörung des Mineralstoffwechsels, die bei beiden Erkrankungen die gleiche sein muß, ist beim Pseudo-Pseudohypoparathyreoidismus offenbar besser kompensiert. Sie ist aber wirksam, denn die Fälle haben die gleichen Gestaltanomalien wie beim Pseudohypoparathyreoidismus. Greift man den Gedanken einer „Phosphattransportstörung" — wie auf den vorhergehenden Seiten ausgeführt — hier wieder auf, so müßte diese hier so leicht verlaufen, daß sie am Tubulus nicht erkennbar wird, wohl aber die Gestaltveränderungen, besonders die Verzögerung im Längenwachstum hervorruft. Dadurch, daß sie am Tubulus aber keine erkennbare Störung verursacht, entsteht keine dauernde Hyperphosphatämie und damit kein sekundärer Hyperparathyreoidismus, der, wie wir zuvor gezeigt haben, die Parathormonresistenz beim Pseudohypoparathyreoidismus nach sich ziehen kann.

Eigene Untersuchungen zeigten aber, daß auch bei Patienten mit Pseudo-Pseudohypoparathyreoidismus eine Störung im Phosphatstoffwechsel bestehen kann, die im Hypercalciämie-Test mit Parathormon nachzuweisen ist. Infundiert man gesunden Versuchspersonen Calcium, so wird die endogene Parathormonsekretion gehemmt, Parathormon gelangt in geringerer Menge an die Nierentubuli und die Phosphatdiurese geht zurück. Diesen Effekt kann man dadurch aufheben, daß man mit dem Calcium gleichzeitig Parathormon infundiert. Nach HIATT u. THOMPSON (1957) benötigt man etwa 300 E USP Parathormon, um den Hypercalciämieeffekt auf die Nierentubuli aufzuheben. Wir fanden bei 3 so untersuchten Fällen von Pseudo-Pseudohypoparathyreoidismus, daß hier Parathormonzusatz zur Calciuminfusion keine Wirkung entfaltet (SCHWARZ 1961), d. h. es konnte der Rückgang der renalen Phosphatausscheidung durch die artefizielle Hypercalciämie nicht durch gleichzeitige Gabe von Parathormon aufgehoben werden (Tabelle 5). Der Test ist schwer zu deuten, er zeigt aber allgemein gesagt, daß auch bei Pseudo-Pseudohypoparathyreoidismus eine bestimmte Form von „Parathormonresistenz" bestehen kann, die erst bei gleichzeitiger Calciumgabe in Erscheinung tritt. Der in diesem Test gemessene Effekt des Parathormons muß nicht allein die tubuläre Phosphatrückresorption betreffen, sondern kann daneben eine Störung im Phosphattransport vom Zellinneren zum Extracellularraum anzeigen. Der Rückgang der renalen Phosphatausscheidung bei Infusion von Calcium beträgt etwa 30% und 150 mg. Der Anstieg des Plasmaphosphates beträgt am Ende der Infusion 2 mg-% und mehr, d. h. die absolute Zunahme des Phosphatgehaltes im Blut (300 mg) ist größer als die Abnahme der renalen Phosphatausscheidung. Es muß also unter der Calciuminfusion zu einer Verschiebung von Phosphat aus dem Zellinneren in den Extracellularraum kommen. Beide

Tabelle 5. *Hypercalciämie-Test mit und ohne Parathormon bei den Fällen I—III von Pseudo-Pseudohypoparathyreoidismus*

Urinausscheidung Menge/24 Std			Änderung der Phosphatausscheidung in %
Urin	Ca	P	
Ausscheidung vor der 1. Infusion			
730 ml	94 mg	496 mg	(Fall I)
900 ml	82 mg	792 mg	(Fall II)
1040 ml	284 mg	667 mg	(Fall III)
Ausscheidung während der 1. Infusion mit Calcium[1]			
1060 ml	248 mg	348 mg	—29%
1175 ml	268 mg	400 mg	—49%
1240 ml	545 mg	596 mg	—12%
Ausscheidung vor der 2. Infusion			
1020 ml	188 mg	678 mg	
950 ml	154 mg	910 mg	
820 ml	385 mg	544 mg	
Ausscheidung nach der 2. Infusion mit Ca und Parathormon[1]			
1330 ml	254 mg	477 mg	—29%
1980 ml	279 mg	685 mg	—24%
1420 ml	284 mg	348 mg	—18%

[1] Es wurden nach HOWARD u. Mitarb. (1953) 15 mg Calcium pro kg Körpergewicht in 1000 ml 0,9% NaCl-Lösung über 4 Stunden infundiert. Der 2. Infusion wurden neben dem Calcium 500 E USP Parathormon „Lilly“ zugesetzt, nach Ende der Infusion wurden dem Fall I 500 E Parathormon i. v. gegeben, den Fällen II und III 300 E, weil sich gezeigt hatte, daß die große Menge Parathyreoideaextrakt nicht immer ohne Nebenwirkungen vertragen wurde.

Normalpersonen, die hier nicht einzeln aufgeführt sind, zeigen regelmäßig auch einen Rückgang der Phosphatausscheidung nach Infusion von Calcium; dieser Rückgang kann aber durch Zusatz von 300 E Parathormon zur Infusionslösung aufgehoben werden (HIATT u. THOMPSON 1957).

Effekte, die Abnahme der renalen Phosphatausscheidung und die Zunahme des Phosphatgehaltes im Blut, können beim Gesunden durch Parathormonzusatz zum infundierten Calcium aufgehoben werden, bei Kranken mit Pseudo-Pseudohypoparathyreoidismus aber nicht. Der Hypercalciämie-Test mit Parathormon zeigt also, daß auch beim Pseudo-Pseudohypoparathyreoidismus eine Störung im Mineralstoffwechsel besteht, von der man nur sagen kann, daß sie den Phosphatstoffwechsel betrifft.

8. Zusammenfassung der Pathophysiologie

1. Die im Test mit Parathormon regelmäßig nachweisbare Parathormonresistenz der Nieren ist für die Hyperphosphatämie des Pseudohypoparathyreoidismus zunächst verantwortlich.

2. Die Hypocalciämie ist offenbar eine Folge der Hyperphosphatämie, nicht aber der Ausdruck einer zusätzlich bestehenden Parathormonresistenz des Skeletes.

3. Die Hypocalciämie führt zur Stimulation der Nebenschilddrüsen und zum sekundären Hyperparathyreoidismus.

4. Bei sekundärem Hyperparathyreoidismus besteht immer eine Parathormonresistenz im Test mit Parathormon, weil der Organismus schon unter maximaler endogener Parathormonwirkung steht. Die unter Punkt 1 aufgeführte Parathormonresistenz kann also auch ein sekundäres Phänomen der unbekannten „Grundstörung" im Phosphatstoffwechsel sein.

5. Da bei Pseudo-Pseudohypoparathyreoidismus die sekundären Folgen der Grundstörung auf die Serummineralkonzentrationen fehlen, die Grundstörung selbst aber die gleiche ist, findet man hier auch nicht regelmäßig eine Parathormonresistenz. Die endogen vermehrte Nebenschilddrüsensekretion kompensiert offenbar den basalen Mineralstoffwechseldefekt. Je mehr Parathormon dazu notwendig ist, d. h. je schwerer der sekundäre Hyperparathyreoidismus ist, um so vollständiger wird die Parathormonresistenz sein.

6. Als „Grundstörung" wird für beide Erkrankungen eine Transportstörung im Phosphatstoffwechsel postuliert, die als genetische Störung an allen Orten des Phosphattransportes wirksam wird, die aber am wachsenden Knochen und an der Niere, als den am intensivsten am Phosphattransport beteiligten Organen, zuerst zu erkennen ist.

7. An den Knochen sind die Auswirkungen des basalen Stoffwechseldefektes obligat, denn Kleinwuchs und Skeletanomalien kommen bei Pseudohypoparathyreoidismus und bei Pseudo-Pseudohypoparathyreoidismus mit der gleichen Häufigkeit vor. An den Nieren sind die Auswirkungen des basalen Mineralstoffwechseldefektes fakultativ, denn nur der Pseudohypoparathyreoidismus hat eine Hyperphosphatämie und eine Hypocalciämie.

8. Die Parathormonresistenz ist nicht die Ursache sondern eine Folge des basalen Defektes im Mineralstoffwechsel. Sie wird mit Regelmäßigkeit nur in Fällen beobachtet, die Hypocalciämie und Hyperphosphatämie haben, nicht aber in Fällen mit normalen Mineralkonzentrationen. Die Parathormonresistenz wird als eine Folge des sekundären Hyperparathyreoidismus aufgefaßt. Durch den sekundären Hyperparathyreoidismus versucht der Organismus offenbar die Folgen des basalen Mineralstoffwechseldefektes auf die Serummineralkonzentrationen zu kompensieren. Je mehr endogene Parathormonsekretion notwendig ist, um die Serummineralkonzentrationen normal zu halten, um so vollständiger ist die Parathormonresistenz. Sollte z. B. bei Pseudo-Pseudohypoparathyreoidismus eine Parathormonresistenz bestehen, so kann das ein Zeichen dafür sein, daß der Organismus nur unter Zuhilfenahme einer vermehrten endogenen Parathormonsekretion die Serummineralkonzentrationen normal halten kann.

Die Pathogenese des Pseudohypoparathyreoidismus und des Pseudo-Pseudohypoparathyreoidismus

Alle Symptome des Pseudohypoparathyreoidismus und des Pseudo-Pseudohypoparathyreoidismus müssen letztlich Folge *einer* basalen Störung sein, denn beide Krankheiten sind, wie besonders die Genetik zeigt, eine nosologische Einheit. Die sekundären Folgen der basalen (Mineral-) Stoffwechselstörung sind aber sehr verschiedene, wie wir gesehen haben. In der Pathogenese der Symptome müssen wir unmittelbare und sekundäre Folgen des basalen Stoffwechseldefektes trennen. Die unmittelbaren Folgen betreffen diejenigen Symptome, die beide Erkrankungen gemeinsam haben, vor allem den Wachstumsrückstand und die besonderen Gestaltmerkmale; die sekundären Folgen betreffen Symptome, die nur der Pseudohypoparathyreoidismus hat und die auf die veränderten Plasmamineralkonzentrationen zurückzuführen sind. In der folgenden Darstellung unterscheiden wir deshalb: „Die Pathogenese der Einzelsymptome" und „Die Pathogenese der Grundstörung".

1. Die Pathogenese der Einzelsymptome

a) Die Tetanie. Latente oder manifeste Tetanien kommen definitionsgemäß nur beim Pseudohypoparathyreoidismus vor. Die Tetanie ist eine direkte Folge der Hypocalciämie, denn sie wird bei allen Erkrankungen beobachtet, die mit einer verminderten Plasmacalciumkonzentration einhergehen.

Die Tetanie ist das Resultat einer gesteigerten Erregbarkeit der peripheren Nerven, die durch elektrische Reizung (Erbsches Phänomen) leicht nachweisbar ist. Die Abb. 33 zeigt die zur Auslösung einer Anodenöffnungs-

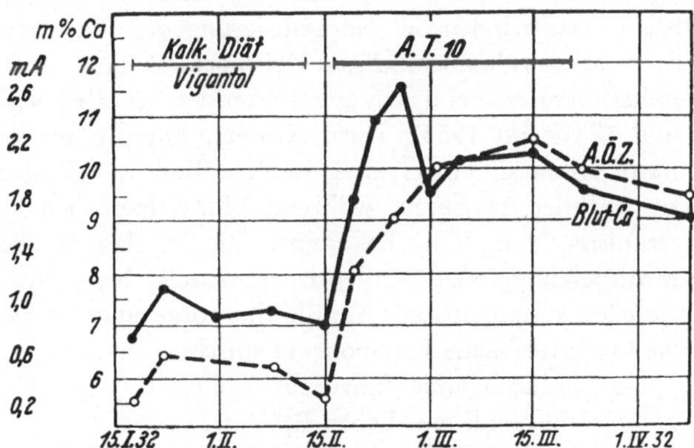

Abb. 33 zeigt die elektrische Erregbarkeit der peripheren Nerven in Abhängigkeit von der Plasmacalciumkonzentration. Aus Holtz (1960)

zuckung erforderliche Stromstärke in Abhängigkeit von der Plasmacalciumkonzentration. Bei Hypocalciämie ist neben der gesteigerten Reizbarkeit der peripheren Nerven auch die dem Reiz folgende refraktäre Phase verkürzt (Fourman 1960). Diese Effekte wurden am Nerv-Muskelpräparat und in vivo am Menschen eingehend studiert (Kugelberg 1944, Denny-Brown 1953 u. a.). Sie erklären das Auftreten einer Tetanie bei Hypocalciämie hinreichend. Wie auf S. 50 ausgeführt, gehen die nervösen Übererregbarkeitsphänomene keineswegs immer der Schwere der Hypocalciämie parallel. Bei chronischem Hypoparathyreoidismus kann offenbar eine gewisse „Gewöhnung" an eine niedrige Calciumkonzentration erfolgen, ohne daß man bisher weiß, auf welchem Wege diese Gewöhnung zustande kommt.

Eine gleichzeitig mit der Hypocalciämie bestehende Hyperphosphatämie soll die nervöse Erregbarkeit zusätzlich steigern, also die Wirkung der Hypocalciämie auf die peripheren Nerven potenzieren. Ganz eindeutig geklärt ist es allerdings nicht, ob es sich um einen direkten Effekt der Hyperphosphatämie auf die peripheren Nerven handelt, oder ob die Hyperphosphatämie über eine zusätzliche Verminderung der Konzentration der Calciumionen die Reizbarkeit der Nerven steigert (Gardener 1952, Wernly 1957).

b) Die Epilepsie. Epileptische Anfälle kommen bei allen Formen des Hypoparathyreoidismus etwa gleich häufig vor. Bronsky u. Mitarb. (1958) fanden in 75% der Fälle mit idiopathischem und in 65% der Fälle mit Pseudohypoparathyreoidismus Grand mal-Anfälle, die von den gleichzeitig vorhandenen tetanischen Anfällen zu trennen waren. Glaser u. Levi (1959) fanden ebenfalls bei 2/3 der Fälle mit Hypoparathyreoidismus epileptische Anfälle, Dickson u. Mitarb. (1960) geben die Anfallsfrequenz mit 40 bis 50% an. Nach unserer poliklinisch-internistischen Erfahrung erscheinen diese Zahlen recht hoch.

Die Epilepsien bei Hypoparathyreoidismus sind symptomatische Epilepsien, denn sie verschwinden bei Normalisierung der Plasmacalciumkonzentration. Es ist aber wahrscheinlich, daß Hypocalciämien nur in den Fällen Epilepsien hervorrufen, bei denen „präexistente cerebrale Dysrhythmien" vorhanden sind (Fanconi 1953). Durch Untersuchungen mit der Hyperventilation hatte schon O. Foerster gefunden, daß nur Epileptiker mit generalisierten Anfällen reagieren, während Normalpersonen bei Hyperventilation tetanische Symptome bekommen. Es ist danach anzunehmen, daß eine „Anfallsneigung" oder „Epilepsiebereitschaft" bestehen muß, wenn durch Hypocalciämie epileptische Anfälle hervorgerufen werden sollen. Für eine solche konstitutionelle Komponente spricht:

1. Nicht jede Hypocalciämie führt zur Epilepsie (nur 50—70% der Fälle mit Hypoparathyreoidismus haben Epilepsie).

2. Auch bei erfolgreicher Behandlung des Hypoparathyreoidismus können die epileptischen EEG-Veränderungen bestehen bleiben, obgleich mani-

feste Anfälle dann regelmäßig ausbleiben (GLASER u. LEVI 1959), siehe auch Abb. 34.

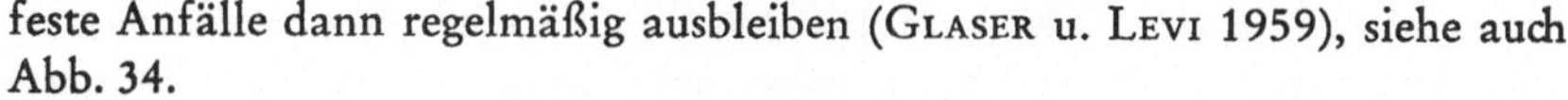

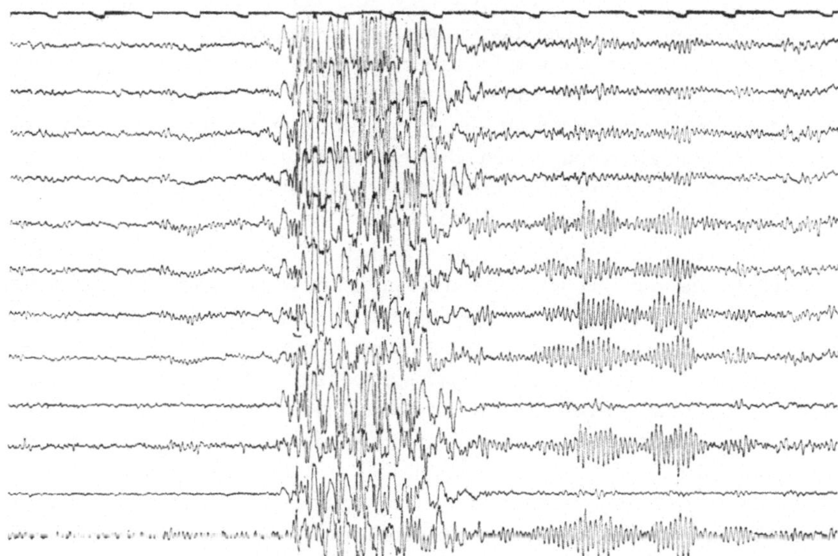

Abb. 34 zeigt spike-wave-Komplexe während einer indifferenten Absence (Fall IX). Die Patientin mit Pseudohypoparathyreoidismus hatte die grand mal-Anfälle nach AT 10-Therapie verloren; die Absencen bestanden aber fort. Das EEG verdanke ich Herrn Dr. Rabe (Nervenklinik der Medizinischen Universitätsklinik, Direktor Prof. P. VOGEL)

3. Fokale Epilepsien z. B. bei Tumoren können durch Hypocalciämien verstärkt werden (WILLISON u. WHITTY 1957).

Die EEG-Veränderungen der symptomatischen Epilepsie bei Hypoparathyreoidismus gleichen völlig denen bei anderen Formen der Epilepsie. Man findet diffuse und paroxysmale Dysrhythmien, häufig mit sporadischen spike und wave-Komplexen. EEG-Veränderungen fehlen bei Kranken mit Hypoparathyreoidismus ohne Epilepsie (FOURMANN 1960). Durch Hyperventilation werden die EEG-Veränderungen akzentuiert und bei erfolgreicher Behandlung der Hypocalciämie können sie verschwinden (GOTTA 1951, GRANT 1953, FRAME u. CARTER 1955, BRONSKY u. Mitarb. 1958, GLASER u. LEVY 1959, DICKSON u. Mitarb. 1960), aber nicht in allen Fällen (ALBRIGHT u. Mitarb. 1942, AMYOT u. VASQUEZ 1954, GRANT 1953, SCHOTTSTAED u. GORDAN 1951, unser Fall IX, Abb. 34).

Der Mechanismus, durch den die Hypocalciämie epileptische Anfälle hervorruft, ist noch nicht völlig geklärt. MCQUARRIE u. Mitarb. (1941) vermuten, daß die Hypocalciämie zu einer vermehrten Hydratation des Gehirns führt, die auch nach dem häufigen Vorkommen von Hirndruck und Papillenödem bei Hypoparathyreoidismus zu vermuten ist. GLASER u. LEVY (1959) nehmen an, daß die Verminderung des verfügbaren ionisierten

Calciums (bei extracellulärer Hypocalciämie) zu einer Verminderung der Stabilität der Nervenmembranen führt und so die Irritabilität der peripheren Nerven steigert (Tetanie) und eine cerebrale Hyperexcitabilität hervorruft (Epilepsie). Die Hypothesen können allerdings nicht erklären, warum nur in einem bestimmten Prozentsatz der Fälle von Hypoparathyreoidismus Epilepsien auftreten und warum die EEG-Veränderungen nicht in jedem Fall nach Korrektur der Hypocalciämie verschwinden. Man ist deshalb gezwungen anzunehmen, daß ein konstitutioneller Epilepsiemechanismus durch die Hypocalciämie sensibilisiert wird, ohne daß über diesen Konstitutionsfaktor Näheres bekannt ist.

c) Die tetanische Katarakt. Die tetanische Katarakt ist eine spezifische Katarakt, die nur bei Hypoparathyreoidismus vorkommt. Es kann im Beginn der Entstehung und bei ganz reifer Katarakt schwierig sein, am ophthalmologischen Befund die spezifische Genese zu erkennen. In der Regel ist die Diagnose an der Spaltlampe aber möglich. Eine tetanische Katarakt kommt nur bei hypocalciämischen Tetanien (Hypoparathyreoidismus) vor (HOLTZ 1960). Sie ist damit sicher die direkte Folge der Hypocalciämie oder der Hyperphosphatämie. Sie tritt mit etwa gleicher Häufigkeit (50% der Fälle) bei postoperativem, idiopathischem und bei Pseudohypoparathyreoidismus auf. Ihr Vorkommen bei einer Anzahl von Fällen von Pseudo-Pseudohypoparathyreoidismus läßt sich nur so deuten, daß auch bei diesen Perioden mit Veränderungen der Plasmamineralkonzentrationen vorhanden waren. Eine spezielle genetische Komponente, die z. B. von SERINGE u. TOMKIEWICZ (1956) angenommen wurde, ist unwahrscheinlich, nachdem es Beobachtungen von Pseudo-Pseudohypoparathyreoidismusfällen gibt, die nachweislich Phasen hatten, in denen die Calciumkonzentration vermindert und die Phosphatkonzentration erhöht war (GERSBERG u. WESELEY 1960, FORBES u. MOLDAWER 1960). Der Pseudo-Pseudohypoparathyreoidismus liefert insofern einen wichtigen Befund zur Entstehung der tetanischen Katarakt, als es eine Reihe von Fällen gibt, die als einzigen von der Norm abweichenden Laborbefund eine Hyperphosphatämie hatten. Diese Fälle (in der vorliegenden Darstellung als Übergangsfälle zwischen Pseudohypoparathyreoidismus und Pseudo-Pseudohypoparathyreoidismus bezeichnet) stützen die Hypothese, wonach der Hyperphosphatämie für die Katarakt-Entstehung eine größere Bedeutung zukommt als der Hypocalciämie.

Bei der Spruetetanie, bei der zwar die Plasmacalciumkonzentration, aber auch die Phosphatkonzentration vermindert sind, kommen Katarakte kaum vor (JESSERER 1958). Auch diese Beobachtung spricht dafür, daß Katarakte bei Hypocalciämie nur dann entstehen, wenn die Plasmaphosphatkonzentration erhöht ist.

Über Veränderungen im Phosphatgehalt getrübter Linsen berichtet SULLMANN (1947, 1951). Bei Kernstar fand er den Gehalt an organischen

Phosphaten höher, an anorganischen Phosphaten niedriger als in normalen Linsen. Veränderte organische Phosphatkonzentrationen fanden KLEIFELD u. Mitarb. (1961) bei der experimentellen diabetischen Katarakt. Die Aufnahme von anorganischem Phosphat in die Linse ist insofern an den Stoffwechsel des organischen Phosphates gekoppelt, als sie über den Adenosintriphosphorsäurestoffwechsel des Linsenepithels erfolgt (MÜLLER u. KLEIFELD 1955).

Es sind noch immer wenig Einzelheiten über die Genese der tetanischen Katarakt bekannt. Nach der Vergiftungstheorie (GOLDMANN 1929) soll das Parathormon eine entgiftende Wirkung ausüben. Die Theorie ist nicht bewiesen (HOLTZ 1960) und auch wenig wahrscheinlich, denn die Katarakt bei Pseudohypoparathyreoidismus ist eine Katarakt bei vermehrter Produktion von Parathormon (vgl. S. 81). Die Krampftheorie, nach der einmal die Acidose im Krampfanfall oder ein tetanischer Ciliarkrampf die Entstehung der tetanischen Katarakt verursachen soll, ist ebenso unbewiesen. Sie kann deshalb nicht zutreffend sein, weil es zahlreiche Fälle von Hypoparathyreoidismus mit Katarakten gibt, die nie Krampfanfälle hatten. Zu diesen gehören auch die oben erwähnten Fälle von Pseudo-Pseudohypoparathyreoidismus. Schließlich gibt es die Permeabilitätstheorie, nach der bei Hypocalciämie eine Senkung der Calciumkonzentration im Kammerwasser besteht, durch die die Permeabilität der Linsenmembran gesteigert wird. Digitonin z. B. erhöht die Permeabilität der Linsenmembran nur, wenn gleichzeitig die Calciumkonzentration der Inkubationsflüssigkeit niedrig ist (FRIEDENWALD 1930, VON BAHR 1940). ACHARD (1954) fand Linsentrübungen in vitro bei einer Calciumkonzentration im Kammerwasser von 1,4 mg-% (normal 4 mg-%). Bei Senkung der Calciumkonzentration der Inkubationsflüssigkeit auf nur 2,7 mg-% blieben die inkubierten Linsen klar. Bei Hypoparathyreoidismus von Mensch und Tier ist der Calciumgehalt des Kammerwassers aber höher — ca. 5 mg-% (Zusammenfassung bei HOLTZ 1960). Es ist danach wahrscheinlich, daß zu der Hypocalciämie und der erniedrigten Calciumkonzentration im Kammerwasser noch ein Faktor hinzukommen muß, um die Entstehung einer Katarakt auszulösen. Die Entstehung der Katarakt bei Hypoparathyreoidismus zeigt, daß dieser zusätzliche Faktor die Erhöhung der Phosphatkonzentration sein könnte. Es ist denkbar, daß die verminderte Calciumkonzentration die Permeabilität der Linsenmembran steigert und so ein Eindringen von Phosphat erleichtert. Die Bedeutung der Hyperphosphatämie in der Genese der tetanischen Katarakt zeigen auch Tierexperimente. Rachitische Ratten, die calciumreich und phosphatarm ernährt wurden, bilden keine Katarakte, setzt man sie aber auf eine calciumarme und phosphatreiche Kost um, so entsteht eine Katarakt (HOLTZ 1960).

Welche biochemischen Veränderungen in der Linse eigentlich vorgehen, ist unbekannt. Es könnte sein, daß das Phosphat die Mucopolysaccharide verändert, so daß sie undurchsichtig werden. Es könnte auch sein, daß das Phosphat zu einer Denaturierung von Linsenproteinen führt.

Aus den klinischen Befunden bei Hypoparathyreoidismus und bei Pseudohypoparathyreoidismus kann folgendes zur Genese der tetanischen Katarakt gesagt werden:

1. Die tetanische Katarakt muß eine direkte Folge von Hyperphosphatämie und Hypocalciämie sein, denn bei allen Erkrankungen — gleich welcher Ätiologie —, die mit diesen Veränderungen der Plasmamineralkonzentrationen einhergehen, werden, wenn sie lange genug verlaufen, Katarakte beobachtet.

2. Das Parathormon selbst hat keinen unmittelbaren Einfluß auf die Linse, sondern es wirkt nur über die gestörten Plasmamineralien. (Die Katarakt bei Pseudohypoparathyreoidismus entwickelt sich trotz normaler oder sogar gesteigerter Nebenschilddrüsenfunktion.)

3. Bei Hypocalciämie allein entsteht keine Katarakt (Beispiel: Spruetetanie).

4. Bei isolierter Hyperphosphatämie dagegen werden Katarakte beobachtet (z. B. bei hyperphosphatämischem Pseudo-Pseudohypoparathyreoidismus).

5. Es besteht nach experimentellen Befunden die Möglichkeit, daß Hypocalciämie und Hyperphosphatämie sich in ihrer kataraktерzeugenden Wirkung addieren, indem die Hypocalciämie die Permeabilität der Linse erhöht und ein Eindringen von Phosphat in die Linse erleichtert.

d) Die Stammganglienverkalkungen. Verkalkungen der Stammganglien — im deutschen Schrifttum auch Fahrsche Krankheit genannt (Fahr 1930), aber schon von Pick 1902 und 1903 beschrieben — kommen besonders häufig bei idiopathischem Hypoparathyreoidismus (28% der Fälle nach Bronsky u. Mitarb. 1958) und bei Pseudohypoparathyreoidismus (48% der Fälle nach Bronsky u. Mitarb. 1958) vor. Für die Pathogenese der Stammganglienverkalkungen ist ihr Vorkommen bei postoperativem Hypoparathyreoidismus besonders wichtig, denn die verschiedenen Formen des Hypoparathyreoidismus sind dadurch verbunden, daß bei allen Hypocalciämie und Hyperphosphatämie vorhanden sind. Wenn bei allen ätiologisch verschiedenen Formen des Hypoparathyreoidismus die gleichen Komplikationen vorkommen, so liegt der Schluß nahe, daß diese Komplikationen als Folge von Hypocalciämie und Hyperphosphatämie entstanden sind. Zwar treten die Stammganglienverkalkungen bei postoperativem Hypoparathyreoidismus nicht mit der gleichen Häufigkeit auf wie bei den anderen Formen, es gibt aber sichere Beobachtungen von Stammganglienverkalkungen bei parathyreoprivem Hypoparathyreoidismus (Kahn u. Mitarb. 1939, Siglin u. Mitarb. 1957, Danowski u. Mitarb. 1960, Danowski 1962). Die Häufigkeit des Vorkommens von Stammganglienverkalkungen bei idiopathischem und bei Pseudohypoparathyreoidismus und die Seltenheit des Vorkommens bei postoperativem Hypoparathyreoidismus dürfte wohl damit zu erklären sein, daß die beiden ersten (kongenitalen) Formen länger verlaufen als die letztere. Wir beobachteten einen jetzt 47jährigen Patienten, der seit dem 30. Lebensjahr tetanische Anfälle hatte, die zur Diagnose der Erkrankungen führten. Dieser Patient hatte ausgedehnte Stammganglienverkalkungen mit extrapyramidalen motorischen Störungen. Es waren bei ihm typische, nur bei Hypoparathyreoidismus vorkommende Zahnveränderungen (Rillenzähne) vorhanden, die darauf schließen ließen, daß die Erkrankung hier latent schon seit der Kindheit bestanden hatte. Das Vorkommen von Stammganglienverkalkungen bei Pseudo-Pseudohypoparathyreoidismus zeigt, daß nicht so sehr die Schwere von Hypocalciämie und Hyperphosphatämie für ihre Genese verantwortlich ist, wie die Dauer der Störung.

Die spezielle Lokalisation der Stammganglienverkalkungen und der Verkalkungen anderer Hirnregionen bei Hypoparathyreoidismus entspricht der Verteilung der alkalischen Phosphatase (MILNE 1951). Es erscheint deshalb möglich, daß bei dem Vorgang der Verkalkung von Hirnsubstanz der erhöhten Plasmaphosphatkonzentration eine besondere Bedeutung zukommt. Bei primärem Hyperparathyreoidismus, d. h. bei Hypercalciämie werden keine Stammganglienverkalkungen beobachtet, wahrscheinlich weil hier die Phosphatkonzentration niedrig ist. Die Verkalkungen liegen um die Gefäße herum und in der Hirnsubstanz (FAHR 1930, FOURMAN 1960).

e) Die Weichteilverkalkungen. Die Weichteilverkalkungen sind ein spezifisches Symptom des Pseudo- und des Pseudo-Pseudohypoparathyreoidismus, denn sie kommen beim idiopathischen und beim postoperativen Hypoparathyreoidismus nicht vor. Sie können nicht allein durch die Hypocalciämie und die Hyperphosphatämie des Hypoparathyreoidismus entstehen, denn in einem solchen Fall müßten sie bei allen Formen des Hypoparathyreoidismus vorkommen. In der Literatur finden sich keine Angaben über die Entstehung der Weichteilverkalkungen. Will man nicht wie ELRICK u. Mitarb. (1950) einen spezifischen genetischen Faktor zur subcutanen Knochenbildung annehmen, so muß man die spezifischen Veränderungen des Mineralhaushaltes bei Pseudo- und bei Pseudo-Pseudohypoparathyreoidismus für die Entstehung von subcutanen Weichteilverkalkungen und Knochenbildungen heranziehen. Das, was den Pseudohypoparathyreoidismus und z. T. auch den Pseudo-Pseudohypoparathyreoidismus (soweit er passagere Veränderungen der Plasmamineralkonzentrationen aufweist) von anderen Formen des Hypoparathyreoidismus unterscheidet, ist der Überfunktionszustand der Nebenschilddrüsen (sekundärer Hyperparathyreoidismus) bei gleichzeitig vorhandener Hypocalciämie und Hyperphosphatämie. Daß diese besonderen Veränderungen des Mineralstoffwechsels für die ektopischen Verkalkungen verantwortlich sein können, zeigt eine Erkrankung, die die gleichen Mineralstoffwechselveränderungen wie der Pseudohypoparathyreoidismus haben kann und bei der ebenfalls ektopische Verkalkungen in etwa der Ausdehnung und Anordnung vorkommen: die chronische Glomerulonephritis mit Phosphatretention. Sie hat, wie der Pseudohypoparathyreoidismus, eine parathormonrefraktäre Hyperphosphatämie, eine Hypocalciämie und einen sekundären Hyperparathyreoidismus (vgl. S. 77—81). Da bei beiden Erkrankungen ähnlich angeordnete Weichteilverkalkungen vorkommen, liegt es nahe, daß Weichteilverkalkungen immer dann entstehen, wenn bei Hyperphosphatämie und Hypocalciämie gleichzeitig ein sekundärer Hyperparathyreoidismus vorhanden ist. Die Abb. 35 zeigt periartikuläre Weichteilverkalkungen bei einem

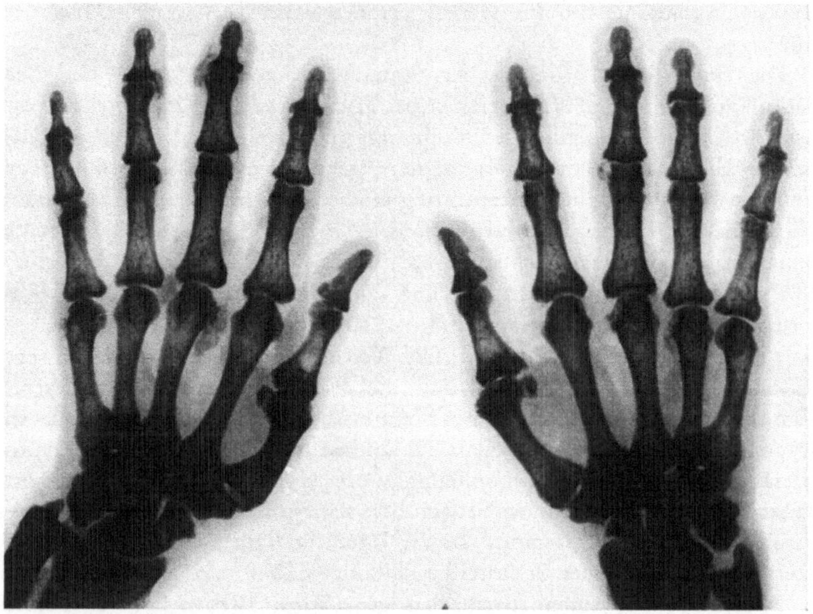

Abb. 35 zeigt periartikuläre Weichteilverkalkungen bei einem Fall von chronischer hyperphosphatämischer Nephritis mit sekundärem Hyperparathyreoidismus

Kranken mit chronischer Nephritis. Ein besonders typisches Bild findet man bei Albright und Reifenstein (1948; S. 117).

Über den lokalen Vorgang, der zur Kalkdeposition in den Weichteilen führt, sind nur gewisse Einzelheiten bekannt. Die extraskeletär gelegenen kollagenen Fibrillen sind von einer mucopolysaccharidhaltigen Grundsubstanz umgeben, durch die die Diffusion der im Plasma und in der Extracellularflüssigkeit enthaltenen Mineralien behindert wird (Glimcher 1959, Glimcher und Krane 1962). Dadurch wird die im Prinzip immer mögliche Verkalkung dieser Fibrillen verhindert. Versucht man zu überlegen, wie Parathormon am extraossären Bindegewebe wirken müßte, wenn es bei

Hyperphosphatämie die Verkalkung kollagener Fibrillen fördern soll, so könnte es z. B. den Polymerisationsgrad der Grundsubstanz verändern und damit die spezifische, die Verkalkung hemmende, Funktion der Grundsubstanz aufheben. Dadurch würde das extraskeletäre Bindegewebe dem Bindegewebe des Knochens ähnlicher, was ja sehr leicht verkalkt. Es gibt Beobachtungen über eine Parathormonwirkung auf den Polymerisationsgrad der Grundsubstanz des Bindegewebes. Unter Parathormon ändert sich beispielsweise ihre Färbbarkeit mit sauren Farbstoffen (Rasmussen und Reifenstein 1962).

Die Nephrocalcinose des Hyperparathyreoidismus ist die Folge der Calciumausfällung bei überhöhter Calciumausscheidung durch die Nieren. Hier werden anderen Ortes in der Regel keine Verkalkungen beobachtet. Die Nierenverkalkungen bei primärem Hyperparathyreoidismus sind daher nicht mit den Weichteilverkalkungen bei Hyperphosphatämie mit sekundärem Hyperparathyreoidismus zu vergleichen. Bei ersterem verkalken die Basalmembranen der Glomeruli und der Tubuli und später die nekrotischen Tubuli in toto, d. h. bei primärem Hyperparathyreoidismus verkalkt das Nierenparenchym. Bei sekundärem Hyperparathyreoidismus durch Hyperphosphatämie verkalken dagegen kollagene Fibrillen in einem Prozeß, der der normalen Mineralisation von Fibrillen, wie er z. B. im Knochen stattfindet, entspricht. Die Weichteilverkalkungen sind deshalb bevorzugt dort lokalisiert, wo viel kollagenes Bindegewebe liegt, d. h. in der Subcutis und in den periartikulären Geweben.

Über die Pathogenese der Weichteilverkalkungen läßt sich zusammengefaßt folgendes sagen:

1. Sie entstehen bei Krankheitszuständen mit Überfunktion der Nebenschilddrüsen und Hyperphosphatämie (mit und ohne Hypocalciämie). Beispiele dafür sind: chronische Nephritis mit Phosphatretention und Pseudohypoparathyreoidismus.

2. Sie entstehen nicht bei primärem Hyperparathyreoidismus mit Hypophosphatämie. Hier verkalkt das Nierenparenchym und es bilden sich Nierensteine, die bei sekundärem Hyperparathyreoidismus nicht vorkommen. Das kollagene Bindegewebe verkalkt bei unkompliziertem primärem Hyperparathyreoidismus nicht.

Über den lokalen Vorgang, der zur Entstehung von Weichteilverkalkungen führt, ist kaum etwas bekannt. Möglich erscheint es, daß das vermehrt sezernierte Parathormon die Permeabilität bzw. den Polymerisationsgrad der mucopolysaccharidhaltigen Grundsubstanz verändert, so daß die Phosphationen zu den kollagenen Fibrillen diffundieren können (zumal bei erhöhter extracellulärer Phosphatkonzentration). Wie bei der normalen Mineralisation der kollagenen Fibrillen im Skelet kommt es dann zu einer Bindung bestimmter Seitenketten der Fibrillen mit dem Phosphat und damit zur Einleitung der Präcipitation von Hydroxylapatit.

f) Der Klein- bzw. Zwergwuchs. Zu den spezifischen Symptomen des Pseudohypoparathyreoidismus und des Pseudo-Pseudohypoparathyreoidismus gehört der Klein- oder Zwergwuchs, denn er kommt bei idiopathischem Hypoparathyreoidismus nicht vor. In der Tabelle 4, S. 61, sind 28 Fälle von idiopathischem Hypoparathyreoidismus aufgeführt, die vor Abschluß des Längenwachstums tetanische Symptome hatten. In keinem dieser Fälle bestand eine Verzögerung des Längenwachstums. Der einzig mögliche Schluß aus diesem Vergleich kann nur der sein, daß die Nebenschilddrüseninsuffizienz allein *nicht* zu einer Verzögerung des Längenwachstums führt und daß auch die Folgen der Nebenschilddrüseninsuffizienz — die Hypocalciämie und die Hyperphosphatämie — nicht den bei Pseudohypoparathyreoidismus und bei Pseudo-Pseudohypoparathyreoidismus mit großer Regelmäßigkeit vorkommenden Kleinwuchs erklären können. Die veränderten Plasmamineralkonzentrationen schon deshalb nicht, weil der Pseudo-Pseudohypoparathyreoidismus, der meist nur geringe, gelegentlich auch keine veränderten Mineralkonzentrationen hat, trotzdem regelmäßig mit Kleinwuchs einhergeht. Der Einwand JESSERERS (1959), daß der Kleinwuchs beim Pseudohypoparathyreoidismus eine Folge der unterbliebenen Behandlung der Nebenschilddrüseninsuffizienz sei, ist sicher nicht richtig, auch wenn er einen solchen Fall beobachtete. Wir haben einen ähnlichen Patienten mit idiopathischem Hypoparathyreoidismus gesehen, der nur 155 cm groß war. Die Körperlänge entsprach in diesem Fall aber dem Familiendurchschnitt, d. h. bei Vergleich mit den übrigen gesunden Familienmitgliedern war der Patient nicht klein. Die Beobachtung eines Einzelfalles von Kleinwuchs bei idiopathischem Hypoparathyreoidismus ist aus diesen Gründen nicht beweiskräftig. In dem 20 Monate alten Fall von GRIBETZ (1957), der über drei Jahre mit Vitamin D normocalciämisch und normophosphatämisch gehalten wurde, persistierten die typischen Gestaltmerkmale des Pseudohypoparathyreoidismus. Der Fall von LINS u. Mitarb. (1964) wurde mehr als 3 Jahre lang mit AT 10 normocalciämisch und normophosphatämisch gehalten und wuchs trotzdem in dieser Zeit nur 7 cm, der Wachstumsrückstand nahm also unter der Behandlung zu. Diese Beispiele, die sich beliebig vermehren ließen, zeigen auch von der Therapie her, daß Wachstumsrückstand und Skeletanomalien nicht die Folge von Hypocalciämie und Hyperphosphatämie sein können.

Der „brachymetacarpale“ Kleinwuchs des Pseudohypoparathyreoidismus und des Pseudo-Pseudohypoparathyreoidismus ist mit bestimmten Anomalien des Skeletes kombiniert. Er ist infolgedessen disproportioniert. Disproportionen der Skeletmaße und bestimmte Knochendeformierungen kennzeichnen den „dysostotischen Kleinwuchs“, d. h. einen Kleinwuchs, bei dem der Knochenstoffwechsel selbst gestört ist. In diesem Sinne ist der Kleinwuchs bei Pseudohypoparathyreoidismus und bei Pseudo-Pseudohypoparathyreoidismus ein „dysostotischer Kleinwuchs“. Schon nach dem äußeren Erscheinungsbild und nach den Veränderungen, die das Röntgenbild zeigt, läßt sich deshalb vermuten, daß hier der Knochenstoffwechsel selbst affiziert ist.

Es wurde oft betont, daß der in den Einzelheiten unbekannte basale Defekt im Mineralstoffwechsel obligat zu Störungen der epiphysären Ossifikation führt (vgl. Röntgensymptome S. 55—57), denn bei Pseudohypoparathyreoidismus und bei Pseudo-Pseudohypoparathyreoidismus sind regelmäßig Skeletsymptome nachweisbar. Der Phosphatstoffwechsel der Nieren ist dagegen nur fakultativ — nur bei Pseudohypoparathyreoidismus — erkennbar gestört. Die basale Störung des Mineralstoffwechsels wirkt sich also sowohl auf den (anorganischen) Phosphatstoffwechsel der Nieren, wie auch auf den des Knochens aus und beide Wirkungen sind unabhängig voneinander. Warum die Knochen regelmäßig, die Nieren nur gelegentlich affiziert sind, läßt sich nur vermuten. Entweder sind die Bindungen des basalen Mineralstoffwechseldefektes zu den Knochenepiphysen fester als zur Niere oder seine Auswirkungen sind am Knochen schlechter kompensierbar als an den Nieren.

Die Unabhängigkeit der epiphysären und renalen Folgen des basalen Mineralstoffwechseldefektes voneinander zeigt die Klinik. Es gibt Beobachtungen mit ungestörtem Wachstum und mit Fehlen von Skeletanomalien, die trotzdem Hypocalciämien und Hyperphosphatämien haben (vgl. unsere Fälle X und XI), ebenso wie Fälle mit gestörtem Wachstum und Skeletanomalien ohne Hypocalciämie und Hyperphosphatämie (Pseudo-Pseudohypoparathyreoidismus).

Die Frage, wie die Verzögerung des Längenwachstums und die spezifischen Gestaltanomalien bei Pseudohypoparathyreoidismus und bei Pseudo-Pseudohypoparathyreoidismus mit der genetischen Grundstörung dieser Erkrankungen verknüpft sind, hängt eng mit der Frage nach der Beschaffenheit dieser Grundstörung zusammen. Hier sind aber keine Einzelheiten bekannt, denn sowohl die Beschaffenheit des genetischen Defektes wie auch dessen unmittelbare Folgen auf den Mineralstoffwechsel sind nicht erforscht. Die Störung ist aber wohl sehr spezifisch und der Defekt eng umschrieben, denn von den vielen bekannten Krankheiten, die die epiphysäre Verknöcherung beeinflussen — von der Rachitis bis zu den polytopen enchondralen Dysostosen — gibt es keine, die morphologische Ähnlichkeiten mit der hier beschriebenen hat. Die Vielfalt der möglichen Störungen der epiphysären Ossifikation wird dem Leser bewußt, wenn er sich erinnert, wie kompliziert der Vorgang selbst ist, der Knorpelwucherung, präparatorische Verkalkung, Auflösung dieser und endgültige Knochenbildung umfaßt.

Die Röntgenbilder von typischen Fällen zeigen lediglich, daß sich die Störung an den Epiphysenfugen auswirkt und daß sie generalisiert ist, ihre Beschaffenheit ist jedoch unbekannt, da nicht einmal die Histologie der kranken Epiphysenfugen bekannt ist. Der bevorzugte Befall der Epiphysenfugen von Mittelhand- und Mittelfußknochen, ist kein Gegenargument der generalisierten Störung, sondern zeigt das Phänomen der scheinbaren Lokalisation einer im Prinzip generalisierten Störung.

2. Die Pathogenese der Grundstörung des Pseudohypoparathyreoidismus und des Pseudo-Pseudohypoparathyreoidismus

Wie schon betont, ist der „Gendefekt“ und der unmittelbar davon abhängige basale Stoffwechseldefekt bei Pseudohypoparathyreoidismus und Pseudo-Pseudohypoparathyreoidismus unbekannt. Wir können aus der Genetik schließen, daß der „Gendefekt“ bei beiden Erkrankungen der gleiche ist (vgl. S. 9). Gleicher „Gendefekt“ bedeutet gleicher basaler Stoffwechseldefekt, denn alle uns heute bekannten Genwirkungen sind biochemische, d. h. Stoffwechselwirkungen (Zusammenfassung bei LANDING 1960). Mit den Methoden der Klinik und des Laboratoriums sind in der Regel bei genetischen Erkrankungen nur sekundäre oder tertiäre Wirkungen des basalen Stoffwechseldefektes nachweisbar. Da alle feststellbaren Veränderungen bei Pseudohypoparathyreoidismus und bei Pseudo-Pseudohypoparathyreoidismus den Mineralstoffwechsel betreffen, ist zu vermuten, daß auch der basale Stoffwechseldefekt den Mineral-(Phosphat-)stoffwechsel betrifft, etwa in der Weise, daß die Synthese von Enzymen des Phosphatstoffwechsels gestört ist.

Zunächst seien die aus den Beobachtungen der Klinik und der Pathophysiologie möglichen negativen Schlüsse zusammengefaßt, die zeigen, was der Pseudohypoparathyreoidismus und der Pseudo-Pseudohypoparathyreoidismus *nicht* sind:

1. Es handelt sich bei den Erkrankungen nicht um Nebenschilddrüseninsuffizienzen, denn

a) wurde bei einigen Fällen von Pseudohypoparathyreoidismus hyperplastisches Nebenschilddrüsengewebe gefunden. Nur in einem Fall von Pseudo-Pseudohypoparathyreoidismus ist ein histologischer Nebenschilddrüsenbefund bekannt (Abb. 8). Es ist nach der hier verfolgten Hypothese denkbar, daß Pseudo-Pseudohypoparathyreoidismusfälle mit nachgewiesener Parathormonresistenz hyperplastische Nebenschilddrüsen und daß die Fälle mit normaler Parathormonempfindlichkeit normale Drüsen haben;

b) gibt es Fälle von Pseudohypoparathyreoidismus mit den Skeletläsionen des Hyperparathyreoidismus;

c) kann eine Nebenschilddrüseninsuffizienz die spezifischen Symptome des Pseudohypoparathyreoidismus und des Pseudo-Pseudohypoparathyreoidismus gar nicht hervorrufen, denn bei idiopathischem Hypoparathyreoidismus findet man keinen Kleinwuchs und keine vergleichbaren Gestaltmerkmale.

2. Die Veränderungen der Plasmamineralkonzentrationen beim Pseudohypoparathyreoidismus sind sekundäre und fakultative Folgen des basalen

(Phosphat-) Stoffwechseldefektes, denn seine genetisch identische Variante — der Pseudo-Pseudohypoparathyreoidismus — hat sie nicht.

3. Eine Endorganresistenz gegen Parathormon ist ebensowenig wie eine Nebenschilddrüseninsuffizienz in der Lage, die spezifischen Symptome des Pseudohypoparathyreoidismus und des Pseudo-Pseudohypoparathyreoidismus hervorzurufen, denn die Folgen einer Endorganresistenz können nicht anders sein als die des Hormonausfalls selbst. Auf den S. 81—84 wurde gezeigt, daß auch die Parathormonresistenz ein sekundäres Phänomen des basalen Mineralstoffwechseldefektes sein kann. Es wurde dort gezeigt, daß die nur bei Pseudohypoparathyreoidismus, nicht aber bei Pseudo-Pseudohypoparathyreoidismus, regelmäßig gefundene Parathormonresistenz eine Folge des sekundären Hyperparathyreoidismus sein kann.

Obgleich die Parathormonresistenz die pathogenetische Besonderheit des Pseudohypoparathyreoidismus und auch eines Teils der Fälle von Pseudo-Pseudohypoparathyreoidismus ist, läßt sich damit die Frage nach der Beschaffenheit des basalen Stoffwechseldefektes nicht beantworten. Wir haben daraus, daß die Störung im Phosphatstoffwechsel bei Pseudohypoparathyreoidismus mit AT 10, Vitamin D und Benemid — nicht aber mit Parathormon — zu beseitigen ist, geschlossen, daß sie nicht die Parathormonreceptoren betreffen muß, sondern eine „Phosphattransportstörung“ anderer Ursache sein kann (vgl. S. 84 u. 87). In dieses Konzept einer „allgemeinen Phosphattransportstörung“ würde sich die Tatsache eines „Gendefektes“ gut einfügen lassen, denn Gendefekt bedeutet: Defekt in allen Zellen. Es könnten so die allgemeinen Symptome der Erkrankungen besser erklärt werden als mit einem isolierten Ausfall von Parathormonreceptoren. Auch die fakultativen Rückwirkungen auf die Nebenschilddrüsen ließen sich mit der Hypothese einer allgemeinen Störung im Phosphattransport zwanglos erklären.

Es gibt Hinweise dafür, daß nicht nur die Nierentubuli Phosphat aktiv transportieren. So fanden GERLACH u. Mitarb. (1958), daß Erythrocyten bei 37° zehnmal mehr ^{32}P markiertes Orthophosphat aufnehmen als bei 20°. Eine so ausgesprochene Temperaturabhängigkeit läßt auf einen aktiven Phosphattransport der Erythrocytenmembranen schließen. Die Aufnahme von ^{32}P markiertem Orthophosphat in das Zellinnere erfolgt langsam, denn nach 55—60 min waren erst 2—3% der spezifischen Aktivität der Extracellularflüssigkeit im Zellinnern der Erythrocyten vorhanden. GERLACH u. Mitarb. (1958) diskutieren deshalb, daß die Aufnahme von Phosphat in die Zelle über eine Phosphorylierung und Dephosphorylierung an der Zellmembran erfolgt. Über den Phosphattransport an anderen Zellmembranen ist nichts bekannt. Wenn man aus den Ergebnissen an der Erythrocytenmembran auf andere Zellmembranen schließen darf — was wegen der Besonderheiten der Erythrocytenmembranen nur bedingt möglich ist —, so wäre auch hier auf einen aktiven Transport des in Energie- und Baustoffwechsel gleich wichtigen Stoffes — des Phosphates — zu schließen. Es wird zumindest an bestimmten Organen, die besonders intensiv in den anorganischen Phosphatstoffwechesl eingeschaltet sind, ein aktiver Phosphattransport stattfinden. Diese Organe sind die Nieren und das Skelet und am Skelet wiederum die Zonen, in denen das Wachstum stattfindet, d. h. die Epiphysenfugen.

Eine Phosphattransportstörung kann in zwei Richtungen wirksam werden, einmal im Sinne einer Beschleunigung des Transportes vom Zellinneren zum Extracellularraum, zum anderen in einer Verlangsamung dieses Transportes. Für beide Möglichkeiten gibt es Beispiele in der menschlichen Pathologie. Das Pendant zum Pseudohypoparathyreoidismus mit der Hyperphosphatämie ist die Vitamin D-resistente Rachitis mit der Hypophosphatämie. Beide Erkrankungen wurden zuerst von FANCONI (1954) einander gegenüber gestellt, dabei allerdings nur der Phosphattransport der Nierentubuli berücksichtigt und auf einen gegensätzlichen Parathormoneffekt bezogen. Diese Einschränkung auf die Parathormonwirkung ist nach unserer Ansicht weder für den Pseudohypoparathyreoidismus (wie schon ausgeführt) noch für die Vitamin D-resistente Rachitis (SCHWARZ und KRÜCK 1963) erlaubt. Wir glauben, daß der im Prinzip richtige Vergleich von FANCONI — wenn man ihn nicht auf die Störung an den Nierentubuli beschränkt — aufschlußreich für die Pathogenese beider Erkrankungen ist.

In vielen Symptomen verhalten sich Pseudohypoparathyreoidismus und Pseudo-Pseudohypoparathyreoidismus zur Vitamin D-resistenten Rachitis wie Bild und Spiegelbild, in anderen zeigen sie Übereinstimmungen. Die folgende Tabelle zeigt das deutlich: (bei der Vitamin D-resistenten Rachitis ist hier nur der Typ „Winters“, WINTERS u. Mitarb. 1958 gemeint)

Pseudohypoparathyreoidismus Pseudo-Pseudohypoparathyreoidismus	Vitamin D-resistente Rachitis
dominanter Erbgang	dominanter Erbgang
X-chromosomal lokalisierter Gendefekt(?)	X-chromosomal lokalisierter Gendefekt
schwerere und leichtere Verläufe bei gleicher basaler Stoffwechselstörung (Pseudohypoparathyreoidismus und Pseudo-Pseudohypoparathyreoidismus)	schwerere und leichtere Verläufe bei gleicher basaler Stoffwechselstörung (Hypophosphatämie mit Skeleterkrankung, Hypophosphatämie bei Skeletgesunden)
Männliche Kranke relativ schwerer befallen	Männliche Kranke relativ schwerer befallen
Die genetische Phosphatstoffwechselstörung wirkt sich am Skelet und an den Nieren erkennbar aus. An diesen beiden Organen wird anorganisches Phosphat sicher am intensivsten und aktiv transportiert.	Die genetische Phosphatstoffwechselstörung wirkt sich am Skelet und an den Nieren erkennbar aus. An diesen beiden Organen wird anorganisches Phosphat sicher am intensivsten und aktiv transportiert.

Pseudohypoparathyreoidismus Pseudo-Pseudohypoparathyreoidismus	Vitamin D-resistente Rachitis
Beschleunigung des tubulären Phosphattransportes mit dem Effekt der Hyperphosphatämie	Behinderung des tubulären Phosphattransportes mit dem Effekt der Hypophosphatämie
Störung kann an der Phosphatausscheidung der Niere erkennbar sein	Störung ist an der Phosphatausscheidung der Niere erkennbar
Allgemeine Auswirkungen (Wachstumsverzögerung) *nicht* auf den Nierendefekt zu beziehen	Allgemeine Auswirkungen (Wachstumsverzögerung) *nicht allein* auf den Nierendefekt zu beziehen
Phosphattransportstörung imponiert an der Niere als *Parathormonresistenz*	Phosphattransportstörung imponiert an der Niere als *Parathormonüberempfindlichkeit*
Mineralstoffwechselveränderungen täuschen bei Pseudohypoparathyreoidismus eine andere bekannte Erkrankung, den Hypoparathyreoidismus, vor	Mineralstoffwechselveränderungen täuschen eine andere bekannte Erkrankung, die Rachitis, vor
Parathormonmangel besteht nicht, Parathormontherapie ist deshalb unwirksam	Vitamin D-Mangel besteht nicht. Vitamin D-Therapie ist deshalb im Prinzip unwirksam. Die hochdosierte Vitamin D-Therapie heilt die Vitamin D-resistente Rachitis im Prinzip nicht (SCHWARZ u. KRÜCK 1963)

Welches sind nun die Ergebnisse dieses Vergleiches für die Genese der Grundstörung?

1. Es ist eine allgemeine Eigenschaft genetischer Phosphat-(transport-) Stoffwechselstörungen, sich getrennt an den Nieren und am Skelet auszuwirken.

a) *Nieren:* Wenn die Grundstörung zur Hyperphosphatämie führt (PH und PPH), ist das Skelet regelmäßig befallen, die Phosphat-Clearance nur fakultativ gestört. Wenn die basale Stoffwechselstörung zu Hypophosphatämie führt (Vitamin D-resistente Rachitis), ist die Phosphat-Clearance der Nieren regelmäßig gestört, das Skelet erkrankt dagegen nur fakultativ. Die Gründe für dieses Verhalten sind, was das Skelet anbelangt, völlig unbekannt, für die Niere könnte folgende Überlegung herangezogen werden. Der Organismus reguliert seinen Phosphatgehalt über die Ausscheidung. Er eliminiert überschüssiges Phosphat, indem er die Ausscheidung aktiv steigert. Die Regulationsvorgänge sind darauf eingerichtet, mit einem vermehrten Angebot an Phosphat fertig zu werden, nicht aber darauf, einen gesteigerten Verlust auszugleichen. Aus diesen Gründen stehen vermutlich bei genetischen Hyperphosphatämien Kompensationsmechanismen zur Verfügung, die bei genetischen Hypophosphatämien fehlen.

b) Am *Skelet* werden bevorzugt die Epiphysenfugen von den genetischen Störungen des Phosphatstoffwechsels betroffen, denn sowohl bei PH und PPH einerseits, wie auch bei Vitamin D-resistenter Rachitis andererseits, ist die epiphysäre Ossifikation gestört und das Wachstum dadurch vermindert. Der Grund dafür ist wohl darin zu sehen, daß bei den komplizierten Vorgängen der epiphysären Ossifikation (Knorpelwucherung, präparatorische Verkalkung, definitive Verkalkung usw.) ein gestörter Phosphattransport schwere Folgen hat.

Die epiphysäre Ossifikationsstörung imitiert bei der Vitamin D-restistenten Rachitis die echte rachitische Störung, ohne jedoch mit dieser völlig identisch zu sein. Die epiphysäre Störung bei Pseudohypoparathyreoidismus und Pseudo-Pseudohypoparathyreoidismus ist spezifisch und in dieser Form bei anderen Epiphysenkrankheiten unbekannt.

2. Hyperphosphatämien und Hypophosphatämien müssen nicht zwangsläufig zu Läsionen am Knochen führen. So gibt es bei Vitamin D-resistenter Rachitis Fälle mit Hypophosphatämie ohne Skeletaffektion (Übersicht bei WINTERS u. Mitarb. 1958) und bei Pseudohypoparathyreoidismus Fälle mit Hyperphosphatämie ohne Skeletaffektion (selten, aber beobachtet). Auf der anderen Seite ist zuzugeben, daß Hypo- und Hyperphosphatämie, wenn sie einen bestimmten Schweregrad erreichen, doch auf das Skelet direkt einwirken können; die Hyperphosphatämie über einen sekundären Hyperparathyreoidismus (vgl. S. 81), die Hypophosphatämie vermutlich direkt (NORDIN 1961).

3. Bei der Vitamin D-resistenten Rachitis gibt es bestimmte Hinweise auf eine allgemeine Störung des Phosphattransportes durch Untersuchungen über den Phosphatgehalt der Erythrocyten (STEARNS u. WARWEG 1953, HOFMAN-CREDNER u. Mitarb. 1955, ELIOT u. PARK 1958), sowie an anderen Geweben (FANCONI u. GIRARDET 1952, SCHWARZ u. KRÜCK 1963). Allerdings muß man offenlassen, ob diese Befunde nicht allein eine Folge der Hypophosphatämie darstellen. Bei Pseudohypoparathyreoidismus und Pseudo-Pseudohypoparathyreoidismus gibt es keine Stoffwechsel-Untersuchungen, die auf eine allgemeine Störung des Phosphattransportes schließen lassen, wenn man nicht die Ergebnisse des Hypercalciämie-Tests mit gleichzeitiger Gabe von Parathormon (SCHWARZ 1961, vgl. S. 89) in diesem Sinne deuten will.

Fassen wir unsere lückenhaften Kenntnisse über die Pathogenese von Pseudohypoparathyreoidismus und Pseudo-Pseudohypoparathyreoidismus und über die mögliche Beschaffenheit der Grundstörung im Stoffwechsel zusammen, so sind beide Erkrankungen durch den gleichen Gendefekt hervorgerufen. Am Anfang der pathogenetischen Ereignisse steht also der umschriebene Gendefekt, der zur Synthese eines defekten Proteins, eines defekten Enzyms, führt. Wenn die biochemische Störung kein Eiweiß betrifft, sondern, wie in diesem Fall, — das anorganische Phosphat —, so ist diese Störung sekundär oder bedingt durch den unbekannten Protein-(Enzym-) Defekt. Das mutierte Gen ist in allen Zellen eines erkrankten Organismus vorhanden, es muß aber nicht in allen Zellen zu Störungen führen. Genetische Störungen des anorganischen Phosphatstoffwechsels sind offensichtlich zuerst an den Nieren und an den Epiphysenfugen der Knochen zu erkennen. Sicher deshalb, weil an diesen Organen ein besonders intensiver Phosphatstoffwechsel oder ein intensiver und aktiver Phosphattransport abläuft.

Wenn man aus den an der Niere erkennbaren Störungen auf die Beschaffenheit des basalen Stoffwechseldefektes schließen darf, so muß dieser bei Pseudohypoparathyreoidismus und Pseudo-Pseudohypoparathyreoidismus den Phosphatstoffwechsel betreffen. Da die Störung des Phosphatstoffwechsels an der Niere fakultativer Natur ist, kann sie nicht für Krankheitssymptome verantwortlich gemacht werden, die auch bei Fehlen (oder bei Kompensation) der Phosphatstoffwechselstörung an den Nieren vorkommen. Es handelt sich um die Skeletsymptome, die infolgedessen eine getrennte Manifestation der basalen Stoffwechselstörung darstellen. Die Verhältnisse sind zur Erleichterung der Übersicht im Schema Abb. 36 dargestellt.

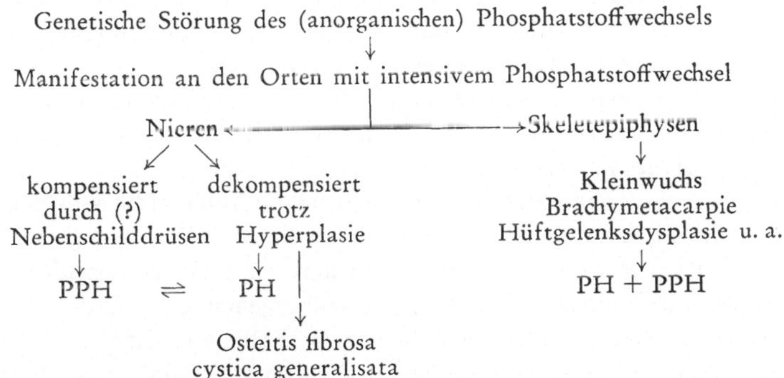

Abb. 36 zeigt die in dieser Arbeit vertretene pathogenetische Vorstellung im Schema. Am Anfang der Kette der Ereignisse steht die unbekannte genetische Störung des Mineral-(Phosphat-)Stoffwechsels. Sie kann ein phosphatübertragendes Ferment betreffen, einen Carrierdefekt zur Folge haben oder die Permeabilität für Phosphat an bestimmten Membranen verändern. Die Störung wirkt sich dort zuerst oder nur dort aus, wo Phosphat am intensivsten — oder nur aktiv — transportiert wird, d. h. sie zeigt sich an den Nieren und an den Epiphysenfugen. Die Auswirkung an den Nieren ist kompensierbar, z. B. durch eine Nebenschilddrüsenhyperplasie, die Auswirkung am Skelet ist es nicht in gleichem Maße, deshalb entstehen obligat Skeletsymptome und fakultativ Nierensymptome. Schließlich kann die Hyperplasie der Nebenschilddrüsen eine eigene Skeletläsion — die Osteitis fibrosa cystica generalisata — als ein sekundäres Phänomen hervorrufen

Eine Gegenüberstellung von Pseudohypoparathyreoidismus und Pseudo-Pseudohypoparathyreoidismus einerseits und von Vitamin D-resistenter Rachitis andererseits zeigt das Phänomen scheinbarer Organlokalisation (an den Nieren) einer im Prinzip generalisierten (genetischen) Störung besonders deutlich.

Bei oberflächlicher Betrachtung scheint die Skeletmanifestation des Stoffwechseldefektes eine umschriebene zu sein, die Metacarpalia und Metatarsalia affiziert. Die Lokalisation der Störung ist aber nur scheinbar, in Wirklichkeit sind wohl alle Epiphysenfugen betroffen. Die Folgen der Störung der epiphysären Ossifikation erkennt man an bestimmten Deformierungen der epiphysennahen Knochenabschnitte und an der Verzögerung des Längenwachstums.

Über die Art der postulierten „Phosphatstoffwechselstörung" oder „Phosphattransportstörung" sind nicht einmal Vermutungen möglich, da über den Phosphattransport an Zellmembranen nicht mehr bekannt ist, als daß es sich in den Nierentubuli wohl sicher, an anderen Zellmembranen wahrscheinlich um einen aktiven Transport handelt. Es bleibt infolgedessen der zukünftigen biochemischen Forschung überlassen, genaueres über die Art des gestörten Phosphattransportes festzustellen.

Die Behandlung des Pseudohypoparathyreoidismus

Da der unbekannte basale Defekt des Phosphatstoffwechsels, der bei Pseudohypoparathyreoidismus und bei Pseudo-Pseudohypoparathyreoidismus der gleiche ist, nicht behandelt werden kann, so ist es auch nicht möglich, den Klein- oder Zwergwuchs oder die Gestaltanomalien beider Erkrankungen therapeutisch zu beeinflussen. Nur die Hypocalciämie und die Hyperphosphatämie des Pseudohypoparathyreoidismus kann man behandeln. Im Prinzip unterscheidet sich diese Behandlung nicht von der Therapie der chronischen Nebenschilddrüseninsuffizienz. Wie bei dieser ist die Therapie des Pseudohypoparathyreoidismus eine Dauertherapie, Ausnahmen machen diejenigen Fälle, die nur vorübergehende Veränderungen ihrer Plasmamineralkonzentrationen haben, z. B. Fälle wie die von GERSHBERG u. WESELEY (1960) und von FORBES u. MOLDAWER (1960) mitgeteilten, die nur vor Abschluß des Längenwachstums manifeste tetanische Symptome hatten, später aber unbehandelt normocalciämisch und normophosphatämisch waren. Es kann also in praxi vorkommen, daß Kinder mit Pseudohypoparathyreoidismus behandelt werden müssen, daß die gleichen Patienten im Erwachsenenalter aber keiner Behandlung bedürfen.

Da der Pseudohypoparathyreoidismus parathormonrefraktär ist, kommt eine Behandlung mit Parathyreoideaextrakt nicht in Frage. Sie ist auch bei Nebenschilddrüseninsuffizienzen nicht indiziert, 1. weil sich nach längerer Therapie neutralisierende Antikörper bilden[1] und die Behandlung dann ohne Effekt ist und 2. weil sie teuer ist. Von dieser Regel gibt es aber Ausnahmen, so beobachteten CANTAROW u. Mitarb. (1939) einen Fall von

[1] Parathormon in Form der 76 Aminosäuren enthaltenden Polypeptidkette ruft keine Antikörperbildung hervor. Dieses Präparat, das nicht im Handel ist, wäre im Prinzip auch zu einer Dauertherapie des idiopathischen und postoperativen Hypoparathyreoidismus geeignet (RASMUSSEN u. DE LUCA 1963).

idiopathischem Hypoparathyreoidismus, der nicht auf AT 10 und Vitamin D reagierte, der aber mit Parathormon anfallsfrei gehalten werden konnte.

Mit AT 10 (Dihydrotachysterin) und Vitamin D kann man den Pseudohypoparathyreoidismus wie eine chronische Nebenschilddrüseninsuffizienz behandeln. Da die Wirkungen beider Medikamente im Prinzip die gleichen sind (Terepka u. Chen 1962), hängt die Wahl des Medikamentes im wesentlichen von der persönlichen Erfahrung des Therapeuten ab. Dihydrotachysterin muß höher dosiert werden als Vitamin D und die Behandlung ist dadurch auf die Dauer teurer. Vitamin D kumuliert zwar stärker als Dihydrotachysterin, es wirkt dadurch aber nachhaltiger und gleichmäßiger und sollte in der Therapie des chronischen Hypoparathyreoidismus ebenso wie des Pseudohypoparathyreoidismus bevorzugt werden. Amerikanische Autoren wenden seit langem die Vitamin D-Therapie an (Zusammenfassung bei Danowski 1962 und Fourman 1960), und auch Jesserer (1962) empfiehlt die Behandlung des Hypoparathyreoidismus mit Vitamin D. Die Dosierung muß sich dem individuellen Bedarf anpassen, den man durch häufige Bestimmung der Plasmacalcium- und Phosphatkonzentration feststellen kann. Die auch gelegentlich empfohlene Bestimmung der renalen Calciumausscheidung, etwa mit dem Sulkowitsch-Reagenz, ist unzuverlässig, und sie kann die Bestimmung der Plasmamineralkonzentrationen nicht ersetzen. Die tägliche AT 10-Dosis liegt bei den meisten Fällen von Hypoparathyreoidismus und von Pseudohypoparathyreoidismus zwischen 10—30 Tropfen (30 Tropfen = 1 ml = 1 mg) AT 10 bzw. 10—20 mg Vitamin D pro Woche. Die medikamentöse Therapie kann durch eine calciumreiche und phosphatarme Diät unterstützt werden. Während eine phosphatarme Kost, die übrigens sehr schwer herzustellen ist, sicher in der Lage ist, die Plasmaphosphatkonzentration zu senken (Kolb u. Steinbach 1962), ist der Effekt der oralen Calciumtherapie umstritten, weil die Calciumresorption nicht allein vom Calciumgehalt der Nahrung abhängt (Courvoisier 1959 u. a.). Es ist aber denkbar, daß oral gegebenes Calcium über eine Bindung des im Darm vorhandenen Phosphates zu unlöslichen Calciumphosphatsalzen die Phosphatresorption vermindert und so die Plasmaphosphatkonzentration senkt.

Das Ziel der Therapie des Pseudohypoparathyreoidismus ist es, die Plasmamineralkonzentrationen normal zu halten. Dadurch werden tetanische und epileptische Anfälle verhindert. Neben dem Ziel der Behandlung der akuten Symptome des Pseudohypoparathyreoidismus kommt der Therapie aber eine besondere Bedeutung in der Vorbeugung gegen die Komplikationen zu. Alle Komplikationen, die eine direkte Folge der veränderten Plasmamineralkonzentrationen sind, lassen sich durch eine gut eingestellte Therapie verhindern. Hier sind an erster Stelle die Stammganglienverkalkungen und die Katarakt zu nennen. Schon vorhandene leichte Linsenniederschläge können sich durch die Therapie zurückbilden (Steinberg u.

Waldron 1952). Wenn die hier vertretene Vorstellung über die Pathogenese der Weichteilverkalkungen und über die Entstehung der Osteitis fibrosa cystica generalisata richtig ist, dann sollten auch diese Komplikationen des basalen Stoffwechseldefektes bei Pseudohypoparathyreoidismus und Pseudo-Pseudohypoparathyreoidismus durch die Behandlung gebessert werden bzw. im Fall der Weichteilverkalkungen sollten diese stationär bleiben.

Seit den Untersuchungen von Hoffman u. Mitarb. (1952), Kolb u. Rukes (1954) und von Dubin u. Mitarb. (1956) ist die Wirkung des die Harnsäureausscheidung fördernden Medikamentes Benemid auf die Phosphatdiurese bekannt. Benemid senkt den erhöhten Plasmaphosphatspiegel, läßt den normalen aber unbeeinflußt. Bei idiopathischem und postoperativem Hypoparathyreoidismus ist seine Wirkung nicht zuverlässig (Despopoulous 1958, Kolb u. Rukes 1954), und wenn es wirkt, so senkt es nur die Plasmaphosphatkonzentration, ohne die Plasmacalciumkonzentration zu normalisieren. Bei Pseudohypoparathyreoidismus dagegen ist seine Wirkung offenbar zuverlässiger (Baer u. Mitarb. 1957, Kolb u. Steinbach 1962, eigene Beobachtung) und hier können durch Benemid sowohl die Phosphatkonzentration gesenkt wie auch die Calciumkonzentration erhöht werden (vgl. S. 75—76 und Abb. 27).

Wenn sich die Erfolge der Benemid-Therapie bei einer größeren Zahl von Kranken mit Pseudohypoparathyreoidismus bestätigen sollten und wenn sich diese Therapie auch für eine Dauerbehandlung eignen sollte, so wäre sie eigentlich eine idealere als die Therapie mit AT 10 und Vitamin D, weil sie allein die gestörte Phosphatausscheidung normalisiert und das Skelet-Plasma-Lösungsgleichgewicht unbeeinflußt läßt.

Grundsätzlich sind die Behandlungen mit AT 10 und Vitamin D erprobt und bewährt, während über die Benemid-Therapie erst wenige Erfahrungen verfügbar sind.

Die wichtige Frage, ob die rechtzeitige und konsequente Therapie die Gestaltmerkmale und den Kleinwuchs beeinflußt, ist nicht endgültig zu beantworten. Ein vom Säuglingsalter bis zum 5. Lebensjahr behandelter Fall (Zellweger u. Girardet 1951) hatte seine Gestaltanomalien und seinen Kleinwuchs behalten. Die Wirksamkeit der Behandlung zeigte sich aber darin, daß die „Parathormonresistenz“ verschwunden war, d. h. der sekundäre Hyperparathyreoidismus war unter der Behandlung vermutlich abgeklungen. Ein Behandlungseffekt auf Wachstum, Brachymetacarpie usw. ist deshalb unwahrscheinlich, weil durch die Therapie allein die Serummineralkonzentrationen normalisiert werden. Da das gestörte Wachstum aber nicht davon abhängt (die Pseudo-Pseudohypoparathyreoidismus-Fälle haben normale Calcium- und Phosphatkonzentrationen und sind doch klein), ist auch ein Therapie-Effekt auf Wachstum und Skeletanomalien wenig wahrscheinlich, wie auch die Fälle von Gribetz (1957) und von Lins u. Mitarb. (1964) zeigen.

Zusammenfassung

Die vorstehende Darstellung des Pseudohypoparathyreoidismus und des Pseudo-Pseudohypoparathyreoidismus faßt unsere heutigen Kenntnisse über beide Erkrankungen zusammen. Sie enthält die klinisch wichtigen Gesichtspunkte, also Genetik, Krankheitsbild, Pathophysiologie, Pathogenese und Therapie aufgrund eigener Beobachtungen und des Studiums der Weltliteratur.

Die Erkrankungen sind zwar nicht häufig, aber doch nicht so selten, wie ein nicht mit der Materie Vertrauter meinen könnte. Wir beobachteten innerhalb von 3 Jahren 13 Fälle, also eine relativ große Zahl, wenn man bedenkt, daß das Schrifttum der Welt nur 150 Fälle enthält. Sicher ist der jedem Arzt bekannte idiopathische Hypoparathyreoidismus seltener, denn obgleich er viel länger bekannt ist, sind nur etwa 100 Fälle in der Literatur mitgeteilt worden, und wir sahen in dem gleichen Zeitraum, in dem wir 13 Fälle von Pseudohypoparathyreoidismus und Pseudo-Pseudohypoparathyreoidismus beobachteten, nur 2 Fälle von idiopathischem Hypoparathyreoidismus.

Viele Untersucher haben sich mit den eigenartigen Namen der Erkrankungen auseinandergesetzt, mit dem Ergebnis, daß mancher neue Name vorgeschlagen wurde. Wir haben uns dem allgemeinen Verhalten angeschlossen und meinen, daß der Name: „Hereditärer brachymetacarpaler Kleinwuchs" die Krankheit am besten charakterisiert. Er unterstreicht die nosologische Einheit von Pseudohypoparathyreoidismus und Pseudo-Pseudohypoparathyreoidismus, und er engt eine Erkrankung, die fakultativ Serummineralveränderungen und obligat Gestaltveränderungen hat, nicht auf die fakultativen Serummineralveränderungen ein. Historische Argumente werden aber schwerer wiegen als sachliche, so daß wir sicher sind, daß die alten von ALBRIGHT eingeführten Namen Pseudohypoparathyreoidismus und Pseudo-Pseudohypoparathyreoidismus weiter verwendet werden.

Pseudohypoparathyreoidismus und Pseudo-Pseudohypoparathyreoidismus sind *Erbkrankheiten* mit unregelmäßig dominantem Erbgang und mit identischem „Gendefekt". Der Pseudohypoparathyreoidismus mit Hypocalciämie und Hyperphosphatämie ist die schwerere Verlaufsform, der Pseudo-Pseudohypoparathyreoidismus mit normalen Serummineralkonzentrationen die leichtere. Im Erbverhalten gibt es bestimmte Hinweise dafür, daß die „Gendefekte" auf dem X-Chromosom lokalisiert sind. Der Beweis steht noch aus, denn es sind nicht genug Stammbäume bekannt, in denen die Erkrangung von Männern ausgeht. Nur durch eine fehlende Mann-zu-Mann-Übertragung in genügend großen Stammbäumen ist die X-chromosomale Genlokalisation zu beweisen. Da Frauen fast doppelt so häufig erkranken wie Männer und da Männer relativ schwerer erkranken als Frauen müßte man (als Alternative zum X-chromosomal dominanten Erbgang) bei autosomal dominantem Erbgang geschlechtsbegrenzende Modifikationsgene annehmen.

Obgleich besonders die Genetik zeigt, daß Pseudohypoparathyreoidismus und Pseudo-Pseudohypoparathyreoidismus eine nosologische Einheit bilden, ist der Unterschied Hypocalciämie und Hyperphosphatämie bei Pseudohypoparathyreoidismus und normale Serummineralkonzentrationen bei Pseudo-Pseudohypoparathyreoidismus für die *Klinik* bedeutend. Hier gibt es aber fließende Übergänge; es gibt Fälle, die nur in der Kindheit veränderte Plasmamineralkonzentrationen haben, und solche, bei denen nur die Plasmaphosphatkonzentration erhöht ist. Unterstreichen schon diese fließenden Übergänge die prinzipielle Gleichheit beider Erkrankungen auch von der Klinik her, so zeigen die Gestaltsymptome diese Gleichheit noch deutlicher. Bei Pseudohypoparathyreoidismus *und* bei Pseudo-Pseudohypoparathyreoidismus findet man: Klein- oder Zwergwuchs, Rundgesicht, verkürzte Metacarpalia und Metatarsalia, Oligophrenie, Weichteilverkalkungen und seltener: Exostosen, Radius curvus bilateralis, blaue Skleren, Hüftgelenkdysplasien. Äußerliche Leitsymptome sind bei beiden Erkrankungen eine kurze gedrungene Gestalt mit relativ kurzen Extremitäten und rundem Gesicht; als besonders typisch müssen die kurzen plumpen Hände angesehen werden. Die Differentialdiagnose ist beim Pseudo-Pseudohypoparathyreoidismus den hereditären Skeleterkrankungen gegenüberzustellen, beim Pseudohypoparathyreoidismus zusätzlich gegenüber anderen Erkrankungen mit Hypocalciämie und Hyperphosphatämie, also gegenüber dem postoperativen und dem idiopathischen Hypoparathyreoidismus. In den meisten Fällen ist die Differentialdiagnose einfach, denn vergleichbare Gestaltmerkmale kommen bei postoperativem und idiopathischem Hypoparathyreoidismus nicht vor. Die Differentialdiagnose kann dann schwierig werden, wenn Gestaltmerkmale fehlen. In solchen Fällen ist der Nachweis der „Parathormonresistenz“ zu führen. Es ist die Entdeckung ALBRIGHTS, daß Kranke mit Pseudohypoparathyreoidismus nicht auf exogen applizierten Parathyreoideaextrakt reagieren, während Gesunde, aber besonders Kranke mit postoperativem und idiopathischem Hypoparathyreoidismus stets heftig mit einer starken Zunahme der Phosphatausscheidung reagieren. Der Phosphatdiurese-Test nach Parathyreoideaextrakt (Ellsworth-Howard-Test) ist für die Differentialdiagnose des Pseudohypoparathyreoidismus gegenüber den Nebenschilddrüseninsuffizienzen unentbehrlich. Die pathophysiologische und pathogenetische Bedeutung des Begriffes „Parathormonresistenz“ erscheint heute aber in anderem Lichte als zur Zeit ALBRIGHTS.

Der Begriff „Parathormonresistenz der Endorgane“ bedeutet, daß periphere Receptoren für die Parathormonwirkung fehlen. Der Effekt einer Endorganresistenz kann aber kein anderer sein, als der Ausfall des Hormons selbst. Bei Parathormonausfall kommen aber keine dem Pseudohypoparathyreoidismus und dem Pseudo-Pseudohypoparathyreoidismus vergleichbaren

Gestaltveränderungen vor, so daß es nicht möglich ist, den basalen Stoffwechseldefekt dieser Erkrankungen mit dem Begriff „Parathormonresistenz" zu umfassen. Das ist um so weniger möglich, als beim Pseudo-Pseudohypoparathyreoidismus, der normale Plasmamineralkonzentrationen hat, in der Mehrzahl der Fälle eine Endorganresistenz gar nicht gefunden wurde. Wir sehen uns in der *Pathophysiologie* der Erkrankungen der Schwierigkeit gegenübergestellt, einmal die regelmäßig gefundene Parathormonresistenz des Pseudohypoparathyreoidismus und zum anderen die fakultative Parathormonresistenz des Pseudo-Pseudohypoparathyreoidismus mit einer bei beiden Erkrankungen identischen Grundstörung konfrontieren zu müssen.

Es wird in der Arbeit im einzelnen ausgeführt, daß eine Parathormonresistenz der Nieren und eine Parathormonresistenz des Skelets unterschieden werden müssen. Eine Parathormonresistenz des Skelets liegt aber trotz Hypocalciämie beim Pseudohypoparathyreoidismus nicht vor. Dies beweisen beobachtete Fälle mit gleichzeitiger Osteitis fibrosa cystica, mit Osteoporosen und besonders der Erfolg einer Benemid-Behandlung. Senkt man mit Benemid die Plasmaphosphatkonzentration, so normalisiert sich die Plasmacalciumkonzentration von selbst, was nur bei normaler endogener Parathormonsekretion und bei Parathormonempfindlichkeit des Skelets möglich ist.

Aber auch die Parathormonresistenz der Nierentubuli muß nicht unbedingt auf Unempfindlichkeit des Endorgans gegen Parathormon beruhen. Auch bei Hyperparathyreoidismus, also bei vermehrter endogener Parathormonsekretion, bewirkt exogen verabreichtes Parathormon keine Steigerung der Phosphatdiurese. Auch hier liegt eine Parathormonresistenz, allerdings in anderem Sinne als eines Nichtansprechens der Endorgane vor. Der Vergleich mit der chronischen Glomerulonephritis, bei der sich Hyperphosphatämie und sekundärer Hyperparathyreoidismus entwickeln, legt für den Pseudohypoparathyreoidismus den Gedanken nahe, daß auch eine Hyperphosphatämie anderer Ursache zur Unempfindlichkeit gegen exogen verabreichtes Parathormon führen kann. Diese Hypothese, daß beim Pseudohypoparathyreoidismus — und weniger stark in Erscheinung tretend auch beim Pseudo-Pseudohypoparathyreoidismus — die Grundstörung an der Niere eine Phosphattransportstörung ist, die einen sekundären Hyperparathyreoidismus erzeugt und bei stark ansteigender Plasmaphosphatkonzentration auch eine manifeste Hypocalciämie hervorruft, wird im einzelnen durchdacht. Diese Hypothese einer „Phosphattransportstörung" vermag das gesamte Erscheinungsbild von Pseudohypoparathyreoidismus und von Pseudo-Pseudohypoparathyreoidismus besser zu erklären als die Hypothese einer Endorganresistenz.

Der „Gendefekt" und der davon unmittelbar abhängige basale Stoffwechseldefekt bleiben bei Pseudohypoparathyreoidismus und Pseudo-Pseudohypoparathyreoidismus unbekannt. Wir kennen ihre Auswirkungen am Skelet als obligate Gestaltanomalien und an der Niere als fakultative Veränderungen im Calcium-Phosphat-Stoffwechsel. Beide Veränderungen sind unabhängig voneinander. In der *Pathogenese* ist es möglich alle Krankheitszeichen auf eine renale und auf eine skeletäre Störung zurückzuführen. Es wird vermutet, daß eine generalisierte Störung im Phosphattransport vorliegt, die sich getrennt an den Nieren und an den Skeletepiphysen manifestiert, weil diese am intensivsten anorganisches Phosphat transportieren. An den Nieren führt die Phosphattransportstörung zur Hyperphosphatämie, die vermutlich deshalb fakultativ ist, weil sie durch reaktive Vorgänge z. T. kompensiert werden kann, am Skelet führt sie zu einer generalisierten Störung der epiphysären Ossifikation, die deshalb obligat ist, weil sie nicht durch reaktive Vorgänge kompensierbar ist. Die Schwere der Nierenaffektion bestimmt den Verlauf als Pseudohypoparathyreoidismus bzw. Pseudo-Pseudohypoparathyreoidismus. Die nicht kompensierbare Phosphattransportstörung an den Skeletepiphysen ruft den „dysostotischen Kleinwuchs" mit den typischen Skeletaffektionen hervor. Die Gegenüberstellung der beiden Erkrankungen mit einer anderen genetischen Störung im Phosphattransport — der Vitamin D-resistenten Rachitis — zeigt das Phänomen der scheinbaren Organlokalisation einer im Prinzip allgemeinen Störung besonders deutlich.

In der *Therapie* stimmen die eigenen Erfahrungen mit denen anderer Autoren überein. Eine Behandlung der Skeletaffektion ist nicht möglich. Nur die Hyperphosphatämie und die Hypocalciämie des Pseudohypoparathyreoidismus können behandelt werden. Ziel der Behandlung ist es, 1. die akuten Symptome — Tetanie und Epilepsie — zu beseitigen und 2. den Komplikationen — der Bildung von Katarakten und Stammganglienverkalkungen — vorzubeugen. Vitamin D, AT 10 und neuerdings Benemid sind in der Lage, die veränderten Plasmamineralkonzentrationen des Pseudohypoparathyreoidismus zu normalisieren.

Einzeldarstellung der eigenen Fälle

Pseudo-Pseudohypoparathyreoidismus Fall I (vgl. auch Abb. 2—4). G. W., geb. 15. 5. 36, Nr. 6165/59. Größe 145 cm, Gewicht 54 kg. Spannweite: 137 cm, Unterlänge: 72,5 cm, Sitzhöhe: 78 cm. Mutter und Vater sowie ein Bruder (uns nicht bekannt) waren 165—170 cm groß und ohne konstitutionelle Besonderheiten (Angaben des Patienten).

Anamnese: 1957 Lungenentzündung. 1959 wegen Furunkulose in der Univ.-Hautklinik. Bei dieser Gelegenheit zufällige Entdeckung der Erkrankung.

Labor- und Röntgenbefunde: Blutbild: o.B. Ca.: 10,0 mg-%, P.: 6,1 mg-%, alkalische Phosphatase: 0,9 B. E. Elektrophorese: breitbasige Gammaglobulinvermehrung. Urin: o.B. Ca.-Ausscheidung durchschnittlich 100 mg/24 Std., P.-Ausscheidung durchschnittlich 500 mg/24 Std. Ellsworth-Howard-Test: vor Parathormon: 18,8; 18,5; 19,5 mg P/Std. nach Parathormon: 39,7; 30,7; 26,6; 25,3 mg P/Std. (Abb. 26 ganz li. in der Reihe Pseudo-Pseudohypoparathyreoidismus).

Röntgenaufnahmen: Brachymetacarpie III, IV, V bds., Brachymetastarsie IV, V li. und IV re. breite kurze Grund- und Mittelglieder der Finger. Einbuchtungen der Grund- und Deckplatten der Wirbelkörper. Radius curvus bilateralis.

Augenbefund: Linsenkern li. circumscript bräunlich verfärbt, sonst Augen o.B.

Kieferbefund: Starke Ausweitung der Zahnbögen, Zahnlücken, retinierte Eckzähne, Persistenz der Milchzähne.

Pseudo-Pseudohypoparathyreoidismus Fall II (vgl. auch Abb. 5 u. 6, S. 46, und Tabelle 5, S. 89). R. W., geb. 23. 11. 36, Nr. 3617/60. Größe: 165 cm, Gewicht: 73 kg, Spannweite: 158 cm, Unterlänge: 75,5 cm, Sitzhöhe: 88 cm. Eltern von normaler Größe und ohne konstitutionelle Besonderheiten (uns nicht bekannt).

Anamnese: mit 14 Jahren Fußoperation (?). 1939 Ulcus duodeni. Wir sahen den Patienten, als er wegen einer Untersuchung in der Psychiatrischen Klinik wegen Kopfschmerzen und Paraesthesien lag. Ein organischer Befund wurde nicht erhoben, der Intelligenz-Quotient beträgt: 97.

Labor- und Röntgenbefunde: Blutbild: o.B., Urin: o.B. Senkung: 4/10. Serum-Ca.: 9,2 mg-%, Serum-P.: 4,7 mg-%, alkalische Phosphatase: 8,5 H. E. EKG: normaler Kurvenverlauf, normale Q-T-Zeit. Röntgenbefund: Hyperostosis frontalis interna am Schädel, Verkürzungen der Metacarpalia IV u. V. bds. und des Metatarsale IV re. Ca.-Ausscheidung im Urin: um 100 mg/24 Std. P.-Ausscheidung im Urin: um 700 mg/24 Std. Ellsworth-Howard-Test: vor Parathormon: 14,5 mg; 18,2 mg; 16,3 mg P/Std. Nach Parathormon 200 E USP: 44,5; 41,1; 38,9; 42,2; 40,1 mg/Std. Abb. 31 ganz rechts in der Reihe Pseudo-Pseudohypoparathyreoidismus.

Augenbefund: Angeborener Nahtstar beiderseits (axiale Embryonalkatarakt). Es bestehen feine Trübungen an vorderer und hinterer Naht.

Pseudo-Pseudohypoparathyreoidismus Fall III. F. S., geb. 9. 4. 07. Nr. 4958/60. Größe: 145,5 cm, Gewicht: 64,5 kg, Spannweite: 144 cm, Unterlänge: 72 cm, Sitzhöhe: 81 cm. Vater 163 cm groß (uns nicht bekannt), Mutter etwas kleiner als der Patient (uns bekannt) 82 Jahre alt, deutliche Oligophrenie, auffallend kurze plumpe Hände. Zwei Brüder des Patienten sind über 165 cm groß.

Anamnese: häufig Magenbeschwerden, sonst nichts Besonderes.

Labor- und Röntgenbefunde: Blutbild: o.B. Urin: o.B. Senkung: 5/12, Serum-Ca.: 10,2; Serum-P.: 3,5 mg-%. Ca.-Ausscheidung im Urin: 250—300 mg/24 Std. P.-Ausscheidung im Urin: ca. 700 mg/24 Std. Ellsworth-Howard-Test: vor Parathormon „Lilly“: 25,4; 27,6 35,0 mg/Std. nach Parathormon 200 E i. v. 77,0; 79,3; 82,8; 77,1, 63,1 mg/Std. (Abb. 26. Schema in der Reihe Pseudo-Pseudohypoparathyroidismus von rechts.). Röntgenaufnahmen: kurzes plumpes Handskelet, Metacarpalia I, III, IV, V bds. relativ kurz. Ansatz des Musculus masseter schattendicht. Osteoporose des Schädeldaches und der Sella. EKG: kein krankhafter Befund, normaler Kurvenverlauf.

Augenbefund: Ekzematosanarben der Hornhaut, Pulverstar beiderseits.

Kieferbefund: ohne Besonderheiten. Nach dem Gesamteindruck besteht eine deutliche Oligophrenie.

Pseudo-Pseudohypoparathyreoidismus Fall IV. E. K., geb. 18. 10. 87, Nr. 13/2416 Archiv der Med. Univ.-Klinik Heidelberg, Frau. Größe 149 cm, Gewicht 50 kg, Spannweite: 144 cm, Unterlänge: 72 cm, Sitzhöhe: 74,5 cm. Rundgesicht und kurze plumpe Hände mit schwerer Verkürzung der Metacarpalia und der Metatarsalia IV bds. Eltern waren von normaler Größe (Angaben der Patientin). Ein Bruder des Vaters war kleiner als der Familiendurchschnitt und hatte verkürzte Metacarpalia IV bds. (Angaben der Patientin). Der einzige Sohn der Patientin ist 170 cm groß, dessen Kinder — 2 Jungen und ein Mädchen — sind ebenfalls von normaler Größe und konstitutionell unauffällig (uns bekannt).

Anamnese: 1959 Kieferfraktur bei Fall von der Treppe, Aufnahme in der Univ.-Kieferklinik. Von dort wegen Gelbsucht in die Medizinische Klinik verlegt. Es wurde eine schwere dekompensierte Lebercirrhose mit allen typischen Symptomen gefunden und behandelt. Typische Laborbefunde der Lebercirrhose. Serum-Ca.: 8,2 mg-%, Serum-P.: 5,4 mg-%. Urinausscheidung von Ca. und P. wurde nicht gemessen. Im EKG Veränderungen der Hypokaliämie. Deutliche Oligophrenie. Die Brachymetacarpien und -tarsien wurden zufällig anläßlich des Klinikaufenthaltes festgestellt.

Augenbefund: Kernsklerosen der Linsen beiderseits. Altersentsprechende Gefäßveränderungen am Fundus.

Pseudo-Pseudohypoparathyreoidismus Fall V. Ch. St., geb. 21. 2. 04, Frau, Nr. 2525/63. Größe: 146 cm, Gewicht: 62,2 kg, Spannweite: 144 cm, Unterlänge: 71,5 cm, Sitzhöhe: 75,5 cm. Diese Patientin ist die Mutter der Pseudohypoparathyreoidismus-Fälle X und XI. Sie hat 4 normal große Brüder und 2 Schwestern, die ebenfalls klein sind und die ein Rundgesicht haben sollen (uns unbekannt).

Anamnese: Die Patientin ist nie ernstlich krank gewesen. Neben den zwei Kindern mit Pseudohypoparathyreoidismus hat sie einen gesunden Sohn, der etwa 170 cm groß ist. Sie ist uns dadurch bekannt geworden, daß ihr Sohn mit Pseudohypoparathyreoidismus in der Univ.-Nervenklinik aufgenommen wurde. Sie selbst hatte keinen Grund, einen Arzt zu konsultieren.

Labor- und Röntgenbefunde: Blutbild: o.B. Urin: o.B. Senkung: 5/12, Serum-Ca.: 9,1 mg-%, Serum-P.: 4,1 mg-%. Ellsworth-Howard-Test: vor Parathormon: 21,1; 22,5; 19,9; nach 200 E USP Parathormon „Lilly": 30,0; 35,4; 40,0 mg P/Std. Röntgenaufnahmen von Schädel, Thorax: o.B. Auf den Röntgenbildern der Hände (Abb. 7) und der Füße stellen sich z. T. schollige, z. T. spritzerartige Weichteilverkalkungen dar, besonders in der Umgebung der Gelenke. Verkürzungen der Metacarpalia und Metatarsalia fehlen.

Augenbefund: leichte altersentsprechende Kernsklerose der Linse und vermehrte Diskontinuitätszonen, Hyperopie, Presbyopie.

Der Allgemeinbefund ist als typisch für den Pseudo-Pseudohypoparathyreoidismus anzusehen, denn es bestehen sowohl ein Rundgesicht als auch kurze plumpe Hände und eine geringe Oligophrenie.

Pseudo-Pseudohypoparathyreoidismus Fall VI. F. B., geb. 6. 11. 27, Mann, Nr. 4605/63. Größe: 161 cm, Gewicht: 70 kg, Spannweite: 160 cm, Unterlänge: 79 cm, Sitzhöhe: 88 cm.

Anamnese: Mit 2 Jahren wurde eine Katarakt des li. Auges, mit 6 Jahren des re. Auges operiert. Seit dem 34. Lebensjahr „rheumatische" Schmerzen in den Gelenken. 1963 wegen Sehverschlechterung in der hiesigen Augenklinik. Es handelte sich um sekundäre Veränderungen nach der Kataraktextraktion.

Labor- und Röntgenbefunde: Blutbild: o.B. Urin: o.B. Senkung: 10/27, Serum-Ca.: 9,7 mg-%, Serum-P.: 3,8 mg-%. Ellsworth-Howard-Test: vor Parathormon: 22,5; 23,6; 25,2; nach 200 E USP Parathormon „Lilly": 51,0; 53,8; 44,0; 47,6 mg P/Std.

Calcium-Infusion:

	Ca Urin	P Urin
Leerwerte	378	730 mg/24 Std.
nach 15 mg Ca/kg Gewicht	604	421 mg/24 Std.

Röntgenaufnahmen: deutliche Brachymetacarpie III li., III und IV re. Viele der Interphalangealgelenke sind unregelmäßig begrenzt. Die Hüftgelenke zeigen eine ovaläre Deformierung beider Köpfe mit einer gewissen Protrusio acetabuli. An den Wirbelkörpern finden sich generalisierte Deckplattenveränderungen in

Form einer welligen Deformierung (Abb. 21). Die Unterarme zeigen einen Radius curvus bilateralis.

Der Allgemeinbefund ist als typisch für den Pseudo-Pseudohypoparathyreoidismus anzusehen, denn es bestehen ein Rundgesicht, kurze plumpe Hände und eine deutliche Oligophrenie.

Pseudo-Pseudohypoparathyreoidismus Fall VII. L. T., geb. 23. 9. 04, Mann, Nr. 573/64. Größe: 151 cm, Gewicht: 63 kg, Spannweite: 146 cm, Unterlänge: 73 cm, Sitzhöhe: 77 cm,

Anamnese: Familie ist uns nicht bekannt. Alle übrigen Familienmitglieder sind von normaler Größe, der Patient ist deutlich kleiner als die übrigen Mitglieder der Familie. Keine besonderen Erkrankungen in der Anamnese. Aufnahme erfolgte wegen eines Bronchialcarcinoms mit Lebermetastasen.

Labor- und Röntgenbefunde: Blutbild: o.B., Urin: o.B., Senkung: 70/85, im Verlauf entwickelte sich eine sekundäre Anämie. Die Leber-Teste wurden zunehmend pathologisch. Serum-Ca.: 9,1 mg-%, Serum-P.: 3,1 mg-%. Ellsworth-Howard-Test: vor Parathormon: 6,7; 8,3; 6,3 nach 200 E USP Parathormon „Lilly": 18,6; 20,8; 15,8; 17,5; 14,6 mg P/Std. Endogene Creatinin-Clearance: normal.

Röntgenaufnahmen: Schädel normale Knochenstruktur, Hände: Brachymetacarpie III re., und IV li. Multiple cartilaginäre Exostosen besonders ausgeprägt am li. Schultergelenk und an den Kniegelenken.

Augenbefund wegen des schlechter werdenden Allgemeinbefundes nicht erhoben, Sehstörungen bestanden nicht.

Der Allgemeinbefund ist mit dem Pseudo-Pseudohypoparathyreoidismus vereinbar. Es besteht ein dysproportionierter Kleinwuchs mit kurzen plumpen Händen und eine deutliche Oligophrenie. Der Patient verstarb am 27. 3. 64 an Hämatemesis im Kollaps. Es wurde ein Bronchialcarcinom mit Leber- und Pankreasmetastasen autoptisch bestätigt. Im Rahmen des Pseudo-Pseudohypoparathyreoidismus interessieren besonders die Befunde an den Nebenschilddrüsen, an den Nieren und am Skelet. Die Nebenschilddrüsen (3 wurden aufgefunden) zeigten fehlende Involutionszeichen (Abb. 8), die Nieren nur terminale und Altersveränderungen, die Knochen waren osteoporotisch und an einem der verkürzten Metacarpalia war die Epiphysenfuge noch zu erkennen (Schwarz u. Diezel 1964).

Pseudo-Pseudohypoparathyreoidismus in Kombination mit der chromatinnegativen Gonadendysgenesie Fall VIII (Abb. 9 u. 10). R. P., geb. 14. 5. 44, Nr. 3226/60, weiblich. Größe: 133,5 cm, Gewicht: 37,6 kg, Spannweite: 131, 5 cm, Unterlänge: 70 cm, Sitzhöhe: 70 cm.

Mutter und Vater von normaler Größe und ohne konstitutionelle Besonderheiten. Der Vater wurde ein Jahr vor der Geburt der Patientin mit der „höchst möglichen" Röntgendosis an der Schilddrüse bestrahlt (die Mutter ist uns bekannt, der Vater wurde im letzten Kriege vermißt). Geburtsgewicht der Patientin: 3,150 kg. Lernte erst mit 2 Jahren laufen, war als Kind sehr kränklich, hatte ständig Infekte, alle Kinderkrankheiten, Mittelohrentzündungen, mit 4 Jahren Ascitis unbekannter Ursache. Im Alter von 6 Jahren fiel der Wachstumsrückstand auf. Ein 20jähriger Bruder der Patientin ist etwa 170 cm groß. Die Patientin hat ein deutliches Rundgesicht, kurze plumpe Hände und eine mäßige Oligophrenie. Mit 16 Jahren (vor Beginn einer Oestrogenbehandlung) war sie primär amenorrhoisch und hatte keine sekundären Geschlechtsmerkmale.

Labor- und Röntgenbefunde: Blutbild und Urin: o.B., Senkung: 5/7, Elektrophorese: betonte α-Globulin-Fraktion, Serum-Ca.: 9,6 mg-%, Serum-P.: 4,4 mg-%, alkalische Phosphatase: 12,2 H.E. Ca-Ausscheidung im 24-Std.-Urin: um 80 mg, P-Ausscheidung im 24-Std.-Urin: um 500 mg. Ellsworth-Howard-Test: vor Parathormon: 8,9; 6,4; 5,6; mg nach 200 E USP Parathormon: 5,7; 5,3; 6,0; 6,1;

4,6 mg P/Std. (Abb. 26, zweiter Test von links in der Reihe Pseudo-Pseudohypoparathyreoidismus). Gonadotropine: > 100 MUE/24 Std. 17-Ketosteroide: 4,2 mg/24 Std. Chromatinbefund: kein drumstick auf 500 ausgewertete polymorphkernige Leukocyten. Entwicklung des Handskelets um 4 Jahre retardiert. Brachymetacarpie und -tarsie IV bds., am verkürzten Metacarüale und Tarsale sind die Epiphysenfugen geschlossen. Gehörgangsexostosen röntgenologisch und otologisch nachweisbar. Recurrensparese li. Rückbiß.

Pseudohypoparathyreoidismus Fall IX (Abb. 13 u. 14). M. Sch., geb. 21. 7. 12, Nr. 4056/59, weiblich. Größe: 142 cm, Gewicht 60 kg, Spannweite: 145 cm, Unterlänge: 67 cm, Sitzhöhe: 78 cm. Mutter und Vater der Patientin waren von normaler Größe (uns nicht bekannt), ein Sohn, jetzt 20 Jahre alt, ist 173 cm groß (uns bekannt), dessen Serummineralkonzentrationen sind normal.

Anamnese: Schon als Kind sei sie stets die Kleinste unter Gleichaltrigen gewesen. Im 12. Lebensjahr wurde eine Hüftgelenkoperation gemacht, über die keine Einzelheiten zu eruieren waren, die aber zeigt, daß in diesem Alter schon Veränderungen an den Hüftgelenken vorhanden waren. Seit dem 20. Lebensjahr bestehen Anfälle, die z. T. als tonische Krämpfe, ohne Verlust des Bewußtseins, z. T. als klonische mit Bewußtseinsverlust angegeben werden, auch Carpopedalspasmen und Paraesthesien werden angegeben. Seit der Menopause mit 42 Jahren klagt sie über Gelenkschmerzen in allen Gelenken, besonders in den Hüftgelenken.

Labor- und Röntgenbefunde: Blutbild und Urin: o.B., Senkung: 6/14, Elektrophorese: breitbasige Gammaglobulinvermehrung, Serum-Ca.: 6,4 mg-%, Serum-P: 6,7 mg-%, alkalische Phosphatase: 4,2 H. E. Ellsworth-Howard-Test: vor Parathormon: 13,7; 11,8; 12,0; nach Parathormon: 42,0; 44,1; 35,0; 20,0; 20,0 mg P/Std. Hypercalciämie-Test: Ausscheidung vor Infusion: Ca 245 mg, P 552/24 Std. nach Infusion von 15 mg Ca/kg Körpergewicht: 446 mg Ca 334 mg P/24 Std.

Röntgenaufnahmen: arthrotische Veränderungen in allen Gelenken, besonders in den dysplatischen Hüftgelenken (Abb. 14). Hände und Füße kurz und plump, ohne daß einzelne Metacarpalia oder Metatarsalia verkürzt waren.

Augenbefund: tetanische Katarakte bds., Kieferbefund: großer Unter- und Oberkiefer, keine Zahnretention, keine Rillenzähne. EEG: typische epileptische Veränderungen, die auch nach Normalisierung der Plasmacalciumkonzentration unter AT 10-Therapie fortbestanden (Abb. 34).

Pseudohypoparathyreoidismus Fall X. K. B., geb. 24. 6. 40, männlich, Nr. 2823/62. Größe: 162 cm, Gewicht: 66,5 kg, Spannweite: 159 cm, Unterlänge: 78 cm, Sitzhöhe: 81 cm. Mutter und Vater 168 cm groß, gesund, normale Serummineralkonzentrationen (uns bekannt), ein 10jähriger Bruder leidet ebenfalls an Epilepsie und Tetanie (Fall XI), ein zweiter Bruder ist gesund, ein dritter verstarb mit 3 Monaten wegen Mißbildungen am Kopf.

Anamnese: Seit dem 6. Lebensjahr epileptische Anfälle, gehäuft auftretend seit dem 19. Lebensjahr. Entwicklung und Wachstum sonst normal. Absolvierte die Volksschule eines kleinen Ortes, wirkt jetzt oligophren und erheblich verlangsamt.

Labor- und Röntgenbefunde: Blutbild und Urin: o.B., Serum-Ca.: 4,5—6,5 mg-%, Serum-P.: 6,5—7,5 mg-%, alkalische Phosphatase: 12,5 H.E. Q-T-Verlängerung im EKG. Elektrophorese: deutliche Gamma-Globulinvermehrung. Isotopennephrogramm kein krankhafter Befund. Ellsworth-Howard-Test: vor Parathormon: 29,0; 34,0; 24,2 mg P/Std., nach Parathormon: 23,8; 35,0; 24,1; 29,3 mg P/Std. Hypercalciämie-Test: vor Infusion: Ca 132 mg, P 574 mg/24 Std. nach Infusion von 15 mg/kg Körpergewicht: Ca. 1190 mg, P 416,5 mg/24 Std. Therapie mit täglich 400 E USP Parathormon „Lilly" ändert die Plasmamineralkonzentrationen nicht, das Präparat wurde 10 Tage lang gegeben. Eine 16tägige Behandlung mit zuerst 4 × 0,5, dann 6 × 0,5 Benemid änderte die Plasmamineralkonzentrationen nicht. Eine 14tägige Behandlung mit zuerst 3 × 10 Tropfen AT 10, dann 5 × 10 Tropfen AT 10 erwies sich als wirkungslos auf die Plasmamineralkonzentrationen. Erst die kombinierte Behandlung von 6 × 0,5 Benemid und 50 Tropfen AT 10 täglich normalisierte die Calcium- und Phosphatkonzentration im Serum (Abb. 27). Zur Erhaltung des Behandlungseffektes genügten 4×0,5 Benemid täglich.

Röntgenaufnahmen: links betontes Herz, keine Rippenusuren, grobporige Struktur der Schädelknochen, Hände und Füße: o.B., keine Mittelhand- oder Mittelfußverkürzungen. Kieferbefund: hoher Gaumen, Schachtelbiß, multiple Zahnretentionen von 7 bis 8 links und rechts oben und unten und von 3 beiderseits unten. Schwund der Alveolarfortsätze.

Augenbefund: Strabismus convergens concomitans alternans, keine Katarakte. EEG: fokale Dysrhythmie rechts mit steilen Wellen, nach Normalisierung der Plasmamineralkonzentrationen: normales EEG. Neben dem Pseudohypoparathyreoidismus bestand eine Aortenisthmusstenose, die an den oberen Extremitäten eine Blutdrucksteigerung von 150/100 hervorrief, an den unteren Extremitäten wurde ein RR von 100/80 gemessen. Die Aortenisthmusstenose wurde von Herrn Prof. Linder (Direktor der Chirurgischen Universitätsklinik) operativ behandelt. Da in diesem Fall die typischen Gestaltmerkmale des Pseudohypoparathyreoidismus fehlten, gründete sich die Diagnose auf dem Nachweis der Parathormonresistenz, die auch bei intravenöser Infusion von Parathyreoideaextrakt gefunden wurde (Abb. 37). Neutralisierende Antikörper wurden nicht gefunden, obgleich das Serum des Patienten zweimal mit Parathormon „Lilly“ inkubiert wurde und das inkubierte Serum bei Gesunden auf seine phosphatdiuretische Wirksamkeit getestet wurde. Nach einjähriger Behandlung wurde der Ellsworth-Howard-Test wiederholt: vor Parathormon: 8,3; 7,6; 9,2; nach 200 E USP Parathormon „Lilly“: 24,6; 17,8; 17,5 mg P/Std. Dieses Resultat zeigt, daß eine Parathormonresistenz unter der Behandlung verschwinden kann.

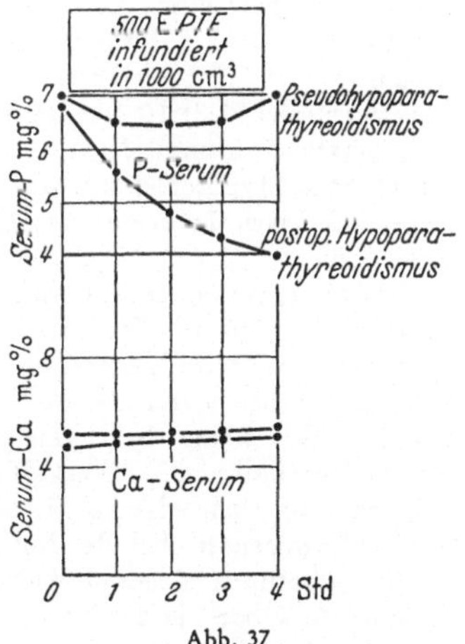

Abb. 37

Pseudohypoparathyreoidismus Fall XI. R. B., geb. 12. 8. 51, männlich, Nr. 947/62 (Archiv der Univ.-Kinder-Klinik Heidelberg). Größe: 146 cm, Gewicht: 26 kg, Spannweite: 144,5 cm, Unterlänge: 73,5 cm, Sitzhöhe: 71,5 cm. Der jetzt 13jährige Patient hatte seit dem 4. Lebensmonat myoklonische und grand mal-Anfälle. Nach dem 4. Lebensjahr hörten die myoklonischen Anfälle auf, und es blieben die grand mal-Anfälle. Mit 9 Jahren traten tetanische Anfälle auf, die so schwer verliefen, daß der Junge nicht laufen konnte. Äußerlich war der Junge nicht auffällig, abgesehen von einer deutlichen Oligophrenie. Der Intelligenz-Quotient war 74.

Labor- und Röntgenbefunde: Blutbild und Urin: o.B. Senkung: 5/8, Elektrophorese: normal, Serum-Ca.: um 5 mg-%, Serum-P.: um 10 mg-%. Wiederholte Injektion eines Parathyreoideaextraktes führte nicht zu einer Steigerung der Phosphatausscheidung, obgleich der Extrakt bei Normalen wirksam war. Nach 6wöchiger Behandlung mit 2 mg AT 10 täglich, normalisierten sich die Plasmamineralkonzentrationen. Im März 1962 erfolgte Klinikaufnahme wegen Gewichtsverlust, Bauchschmerzen, Polydipsie und Polyurie. Das Serum Ca war mit 11,1 erhöht, das Serum-P mit 4,4 mg-% (für das Lebensalter) niedrig, die alkalische Phosphatase betrug 11,4 B.E. und die Sulkowitsch-Reaktion war stark positiv. Die AT 10-Dosis wurde um die Hälfte reduziert, die Beschwerden klangen ab und nach 6 Wochen betrug die Calciumkonzentration: 9,8 mg-%, die Phosphatkonzentration: 4,7 mg-%. Unter der Therapie mit AT 10 verschwanden die grand mal Anfälle und das zuvor veränderte EEG normalisierte sich.

Nachdem die Serum-Ca.- und P-Konzentrationen über 2 Jahre mit AT 10 normal gehalten worden waren, wurde der Ellsworth-Howard-Test wiederholt: vor Parathormon: 17,3; 18,8; 26,6 nach Parathormon „Lilly“ 200 E USP i. v.: 53,0; 51,2; 49,0; 45,7 mg P/Std. Ergebnis: die vorher (bei niedrigem Ca und hohem Serum P) vorhandene Parathormonresistenz war nun nicht mehr vorhanden.

Pseudohypoparathyreoidismus Fall XII (Abb. 15—17), Mann. H. St., geb. 5. 12. 26, Jahrgang 1963 Krankenblattarchiv der Nervenklinik der Univ. Heidelberg. Größe: 149 cm, Gewicht: 66 kg, Spannweite: 147 cm, Unterlänge 76 cm, Sitzhöhe: 75 cm. Mutter hat einen Pseudo-Pseudohypoparathyreoidismus, ein Bruder hat einen Pseudohypoparathyreoidismus (Fall V u. XI).

Anamnese: Geburtsgewicht 10 Pfund. Volksschulbesuch ohne eine Klasse zu wiederholen. Mit 13 Jahren Lungen- und Rippenfellentzündung, seitdem habe er sich nicht richtig erholt. War immer kleiner als gleichaltrige Kinder. 1961 und 1962 wegen tetanischer Katarakte operiert. Häufige Blutungen aus der Nase und nach Zahnextraktionen. War bis zum 13. Lebensjahr Bettnässer. In den letzten 3—4 Jahren zunehmende Gehstörung. Im Befund fällt eine mäßige Adipositas auf, deutliches Rundgesicht, Chvostek und Trausseau positiv, Hüftgelenke nur in der a—p-Ebene beweglich, als Folge der Kapselverkalkungen (Abb. 17).

Röntgen- und Laborbefunde: Blutbild und Urin: o.B., Serum-Ca.: 6,4 mg-%, Serum-P.: 6,4 mg-%, alkalische Phosphatase: 12 H.E. Ellsworth-Howard-Test: vor Parathormon: 12,2; 10,0; 12,2; nach Parathormon: 20,4; 19,8; 18,2; 14,3 mg P/Std. Calciumausscheidung Urin: Ca. 30 mg/24 Std. Phosphatausscheidung: 500—700 mg/24 Std. Hypercalciämie-Test: Ausscheidung vor Infusion: 29 mg Ca, 515 mg P/24 Std., nach Infusion von 15 mg Ca/kg Körpergewicht: 219 mg Ca, 532 mg P/24 Std.

Röntgenaufnahmen: Thorax: o.B., Hände: Brachymetacarpie I, III, IV, V bds. fleckförmige und schollige Verkalkungen der Weichteile (Abb. 16), die Phalangen, besonders die Mittelphalangen zeigen einen Knochenumbau mit unregelmäßiger Begrenzung der Corticalis und verwischter Grenze zwischen Corticalis und Spongiosa. Füße: keine Brachymetatarsien, aber diffuse fleckförmige und schollige Weichteilverkalkungen. Verkalkungen finden sich diffus auf allen Röntgenaufnahmen von Wirbelsäule (Längsband), Becken, Ellenbogen und Kniegelenken. EEG: Herdbefund über der linken Hemisphere.

Augenbefund: Zustand nach Linsenextraktion beiderseits. Kieferbefund: breit ausladende Ober- und Unterkiefer mit auseinandergerückten Zähnen im Unterkiefer, keine Rillenzähne, keine Schmelzdefekte.

Pseudohypoparathyreoidismus Fall XIII (Abb. 18 u. 19). K. St., geb. 19. 7. 34, weiblich, Nr. 1963 des Krankenblattarchivs der Med. Univ.-Klinik Heidelberg. Größe: 144 cm, Gewicht: 59,3 kg, Spannweite: 142 cm, Unterlänge: 70,5 cm, Sitzhöhe: 73 cm. Tetanie seit 2 Jahren. Deutliche Adipositas, typisches Rundgesicht, kurze gedrungene Gestalt mit kurzen plumpen Händen, Chvostek und Trousseau positiv, verlängerte Q—T-Strecke im EKG.

Labor- und Röntgenbefunde: Blutbild und Urin: o.B., Senkung: 3/7, Serum-Ca.: 6—6,5 mg-%, Serum-P.: 7—11,6 mg-%, Ellsworth-Howard-Test vor Parathormon: 5,6; 6,; 12,5 nach Parathormon „Lilly“ 200 E i.v. 28,6; 15,8; 19,1; 17,6 mg P/Std. Hypercalciämie-Test: Phosphatausscheidung vor der Infusion:

348 mg/24 Std. Phosphatausscheidung nach Infusion von 15 mg Ca/kg Körpergewicht: 318 mg/24 Std. Inulin-Clearance: 116 ml/min. PAH-Clearance: 642 ml/min. Normaler Ausscheidungspyelogramm.

Röntgenaufnahmen: Thorax: o. B. Hände: (Abb. 19) Brachymetacarpie IV, V links, und I, IV rechts. Füße: Brachymetatarsie IV bds. mit fleckförmigen Weichteilverkalkungen in der Subcutis. Wirbelsäule: Verkalkungen im Bereich des vorderen Längsbandes. Abdomen: schollige Verkalkung eines Lymphknotens. Normale Menstruation, 17-Ketosteroide: 6,5 mg/24 Std. Die Kenntnis dieses Falles verdanke ich Herrn Priv.-Doz. Dr. Walter (Med. Univ.-Klinik Heidelberg).

Literaturverzeichnis

Achard, M.: La diminution du calcium et la cataracte experimentale. Bull. Soc. opht. France **552** (1954).

Albright, F., C. H. Burnett, P. H. Smith, and W. Parson: Pseudohypoparathyroidism, an example of Seabright-Bantam-Syndrom. Report of three cases. Endocrinology **30**, 922 (1942).

— and R. Ellsworth: Studies on the physiology of the parathyroid glands: I. Calcium and phosphorus studies in a case of idiopathic hypoparathyroidism. J. clin. Invest. **7**, 183 (1929).

— A. P. Forbes, and P. H. Henneman: Pseudopseudohypoparathyroidism. Trans. Ass. Amer. Phys. **65**, 337 (1952).

— and E. C. Reifenstein, jr.: The parathyroid glands and metabolic bone diseases. Baltimore: Williams and Wilkins 1948.

Alexander, S. B., and H. S. Tucker, jr.: Pseudohypoparathyroidism. Report of a case with late manifestations. J. Clin. Endocr. a. Metabolism **9**, 862 (1949).

Amyot, R., et J. Vasquez: Tetanie et epilepsie. Presse med. **62**, 362 (1954).

Archibald, R., N. Finby, and F. de Vito: Endocrine significance of short metacarpals. J. clin. Endocr. **19**, 1312 (1959).

Aurbach, G. D.: Extraction of parathyroid hormon with phenol. Arch. Biochem. **80**, 466 (1959).

— Isolation of parathyroid hormon following extraction with phenol. J. biol. Chem. **234**, 3179 (1959).

Azerad, E., J. Gatha et P. Raverdy: Un cas de pseudohypoparathyroidisme. Bull. Soc. méd. Hôp. (Paris) **69**, 199 (1953).

Baer, R. B., T. Benedek, I. M. Rosenthal, and H. Zimmermann: Renal excretion of phosphate in pseudohypoparathyroidism. Arch. intern. Med. **99**, 14 (1957).

Bahr, G. v.: Der Einfluß des Calciumspiegels auf die überlebende Kaninchenlinse. Eine Experimentalstudie über die Pathogenese des Tetaniestars. Acta ophthal. (Kbh.) Suppl. **18**, 170 (1940).

Bakwin, H., W. F. Gorman, and S. R. Ziegra: Pseudohypoparathyroid tetany. J. Pediat. **36**, 567 (1950).

Barnicot, N. A.: The local action of parathyroid and other tissues on bone in intracerebral grafts. J. Anat. (Lond.) **82**, 233 (1948).

Barr, S. E., E. F. Taylor, and B. Rabkin: Pseudohypoparathyroidism. Arch. intern. Med. **105**, 492 (1960).

Bartter, F. C.: The parathyroids. Ann. Rev. Physiol. **16**, 429 (1954).

Bauer, W., and A. Marble: Studies on the mode of action of irradiated ergosterol. II. Its effect on the calcium and phosphorus metabolism of individuals with calcium deficiency diseases. J. clin. Invest. **11**, 20 (1932).

BEHAGUE, P., et B. SOULAS: Tetanic familiale et syndrome pseudohypoparathyroidien d'Albright. Rev. Neurol. **95**, 150 (1956).

BEIDLEMAN, B.: Treatment of chronic hypoparathyroidism with probenecid. Metabolism **7**, 690 (1958).

BELL, N. H., E. S. GERARD, and F. C. BARTTER: Pseudohypoparathyroidism with osteitis fibrosa cystica and impaired absorption of calcium. J. clin. Endocr. **23**, 759 (1963).

BERARDINELLI, W.: Pseudohypoparathyroidism with decreased glucose tolerance and diabetes insipidus. Acta endocr. Acta endocr. (Kbh.) **7**, 7 (1951).

BEREZIN, S. W., and J. D. STEIN: Idiopathic hypoparathyroidism: A case simulating epilepsy and brain tumor. J. Pediat. **33**, 346 (1948).

BERGSTRAND, H.: Osteitis fibrosa generalisata Recklinghausen mit pluriglandulärer Affektion der innersekretorischen Drüsen und röntgenologisch nachweisbaren Parathyreoideatumor. Acta med. scand. **76**, 128 (1931).

—, K. EKENGREN, R. FILIPSSON, and A. HUGGERT: Pseudohypoparathyroidism. Acta endocr. (Kbh.) **29**, 201 (1958).

BERNSTEIN, D., C. R. KLEEMAN, R. ROCKNEY, J. T. DOWLING, and M. H. MAXWELL: Studies on the renal clearance of phosphate and the role of the parathyroid glands in its regulation. J. clin. Endocr. **22**, 641 (1962).

BEUTNER, E. H., and P. L. MUNSON: The coarse of urinary excretion of inorganic phosphate by rats after parathyroidectomy and after injection of parathyroid extract. Endocr. **66**, 610 (1960).

BILLE, B. S. V.: Pseudohypoparathyroidism. Acta paediat. **41**, 380 (1952).

BISHOP, P. M. F., and R. R. DEMOWBRAY: Pseudohypoparathyroidism. Proc. roy. Soc. biol. Med. **44**, 952 (1951).

BLACKBURN, C. R. B.: The management of chronic hypoparathyroid tetany. Med. J. Aust. **1**, 928 (1954).

BÖTTIGER, E., und W. WERNSTEDT: Acta paediat. (Uppsala) **6**, 373 (1926); (zitiert bei JESSERER 1959).

BRONSKY, D., D. S. KUSHNER, A. DUBLIN, and I. SNAPPER: Idiopathic hypoparathyroidism and pseudohypoparathyroidism: Case reports and review of the literature. Medicine **37**, 317 (1958).

BROWNE, J. S. L.: Persönliche Mitteilung an ALBRIGHT und REIFENSTEIN (1948).

BRULL, L.: Recherches sur le metabolisme mineral. Mecanisme d'action de la parathyroide sur le metabolisme du phosphore au niveau du rein. Arch. int. Physiol. **43**, 253 (1936).

— et G. CARBONESCO: L'action de la parathyroide sur le rein. Soc. Biol. (Paris) **131**, 800 (1939).

BUCHS, S.: Familiärer Pseudohypoparathyreoidismus. Ann. paediat. (Basel) **183**, 65 (1954).

BUTTERWORTH, C. E. jr., L. C. HAMILTON, and N. ZEUTLIN: Pseudohypoparathyroidism. Amer. J. Med. **21**, 644 (1956).

CANTAROW, A.: Chronic juvenile hypoparathyroidsm. Arch. Pediat. **49**, 293 (1932).

—, H. L. STEWART, and D. R. MORGAN: Chronic idiopathic parathyroid tetany. Endocrinology **24**, 556 (1939).

CARLSSON, A., and B. SINDQUIST: A comparison of the intestinal and skeletal effect of vitamin-D in relation to dosage. Acta physiol. scand. **35**, 53 (1955).

CARTER, A. C., S. A. KAPLAN, A. P. DE MAYO, and D. J. ROSENBLUM: An unusual case of idiopathic hypoparathyroidism adrenal insufficiency and metastatic calcification. J. clin. Endocr. **19**, 1633 (1959).

CASEY, T. R., B. B. FAST, and R. M. CHERNIACK: Pseudo-pseudohypoparathyroidism: Report of a case with associated cardiopulmonary syndrome of obesity. J. amer. med. Ass. **169**, 1988 (1959).

CHANG, H. Y.: Grafts of parathyroid and other tissues to bone. Anat. Rec. **111**, 23 (1951).

COHEN, M. L., and G. N. DONELL: Pseudohypoparathyroidism with hypothyroidism. J. Pediat. **56**, 369 (1960).

COLLIP, J. B.: The extraction of a parathyroid hormone which will prevent or control parathyroid tetany and which regulates the level of blood calcium. J. biol. Chem. **63**, 395 (1925).

—, E. P. CLARK, and J. W. SCOTT: The effect of a parathyroid hormone on normal animals J. biol. Chem. **63**, 439 (1925).

—, L. L. PUGSLEY, H. SELEY, and D. L. THOMSON: Observations concerning the mechanism of parathyroid hormone action. Brit. J. exp. Path. **15**, 335 (1934).

COPP, D. H.: Calcium and phosphorus metabolism. Amer. J. Med. **22**, 275 (1957).

—, and E. C. CAMERON: Demonstration of a hypocalcemic factor (Calcitonin) in commercial parathyroid extract. Science **134**, 2038 (1961).

—, and B. CHENEY: Calcitonin—a hormone from the parathyroid which lowers the calcium level in the blood. Nature **193**, 381 (1962).

—, and A. G. F. DAVIDSON: Direct humural control of parathyroid function in the dog. Proc. Soc. exp. biol. Med. (N. Y.) **107**, 342 (1961).

—, E. D. MENZEN, and G. D. MCPHERSON: Regulation of blood calcium. Clin. Orthop. **17**, 288 (1960).

COSTELLO, J. M., and C. E. DENT: Hypo-hyperparathyroidism. Arch. Dis. Childh. **38**, 397 (1963).

COURVOISIER, B.: Donnes actuelles sur la physiologie et de la pathologie clinique des parathyroides. Helv. med. Acta **26**, Suppl. 38 (1959).

CRAWFORD, J. D., M. M. OSBORNE, jr., N. B. TALBOT, M. L. TERRY, and M. F. MORILL: The parathyroid glands and phosphorus homeostasis. J. clin. Invest. **29**, 1448 (1950).

CUSMANO, J. V., D. H. BAKER, and N. FINBY: Pseudohypoparathyroidism. Radiology **67**, 845 (1956).

DANOWSKI, T. S.: Calcium, phosphorus parathyroids and bone. Clin. Endocr. Vol. III. Baltimore: The Williams and Wilkins Comp. 1962.

—, E. C. LASSER, and R. L. WECHSLER: Calcification of basal ganglia in postthyroidectomy hypoparathyroidism. Metabolism **9**, 1064 (1960).

DAVIES, B. M. A., A. H. GORDON, and M. V. MUSETT: A mouse urine phosphate assay for parathyroid hormone with certain applications. J. Physiol. **130**, 79 (1955).

DAVIS, R. H.: The parathyroids after thyroidectomy, unsuspected partial hypoparathyroidism following thyroidectomy. Proc. roy. Soc. biol. Med. (Lond.) **54**, 970 (1961).

DENNY-BROWN, D.: Clinical problems in neuromuscular physiology. Amer. J. Med. **15**, 368 (1953).

DENT, C. E.: Physiology of the parathyroid glands. Discussion on the physiology and clinical disorders of the parathyroid gland. Proc. roy. Soc. biol. Med. **46**, 291 (1953).

— Steatorrhea and hypopharathyroidism. Lancet **I**, 1196 (1957).

— Some problems of hyperparathyroidism. Brit. med. J. **II**, 1419 (1962).

DESPOPOULOS, A.: Probenecid in hypoparathyroidism; absence of phosphaturic response. J. clin. Endocr. **18**, 769 (1958).

DICKSON, L. G., Y. MORITA, J. E. COWSERT, J. GRAVES, and J. S. MEYER: Neurologic, electroencephalographic and heredo-familial aspects of pseudohypoparathyroidism and pseudo-pseudohypoparathyroidism. J. Neurol. Neurosurg. Psychiat. **23**, 33 (1960).

DIXON, T. F., and H. R. PERKINS: Citric acid and bone metabolism. Biochem. J. **52**, 260 (1952).

— — in H. H. BOURNE: The biochemistry and physiology of bone, Chap. XI. New York: Academic Press Inc. 1956.

DOWDLE, E. B., D. SHACHTER, and A. SHENKER: The requirement for vitamin-D for the active transport of calcium by the intestine. Amer. J. Physiol. **198**, 269 (1960).

DRAKE, T. G., F. ALBRIGHT, W. BAUER, and B. CASTLEMAN: Chronic idiopathic hypoparathyroidism, report of six cases with autopsy findings in one. Ann. int. Med. **12**, 1751 (1939).

DUBIN, A., D. S. KUSHNER, D. BRONSKY, and L. R. PASCALE: Hyperuricemia in hypoparathyroidism. Metabolism **5**, 703 (1956).

EGER, W.: Der Mineralisationsvorgang des Knochengewebes und seine Störungen. Verh. dtsch. Ges. Orthop. **48**, 129 (1960).

ELIOT, M. M., and E. A. PARK: Rickets. Brennemanns Practice of Paediatrics. Chapt. 36, Vol. I (1948) u. (1957).

ELLIOT, J. R., and S. FREEMAN: Relative effect of vitamin-D and parathyroid extract on plasma calcium and citric acid of normal and throparathyroidectomized dogs. Endocrinology **59**, 196 (1956).

— — Parathyroid function and the plasma citric acid and calcium response to nephrectomy. Endocrinology **59**, 181 (1956).

—, and R. V. TALMAGE: Removal of Ca^{40} and Ca^{45} from bone by citrate as influenced by the parathyroids. Endocrinology **62**, 709 (1958).

ELLSWORTH, R., and J. E. HOWARD: Studies on the physiology of the parathyroid glands VII. Some responses of the normal human kidney and blood to intravenous parathyroid extract. Bull. Johns Hopkins Hosp. **55**, 296 (1934).

ELRICK, H., F. ALBRIGHT, F. C. BARTTER, A. P. FORBES, and J. D. REEVES: Further studies on pseudohypoparathyroidism. Report of four new cases. Acta endocr. (Kbh.) **5**, 199 (1950).

EMMERSON, K., F. B. WALSH, and J. E. HOWARD: Idiopathic hypoparathyroidism. A report of two cases. Ann. int. Med. **14**, 1256 (1941).

ENGEL, E., A. HAENNI, et P. DUCOMMUN: Agenesie ovarienne et pseudohypoparathyroidisme sans hypocalcemie. Schweiz. med. Wschr. **86**, 1260 (1956).

ENGLESON, G.: Pseudohypoparathyroidism. Svenska Läk.-Tidn. **48**, 3012 (1951).

EPSTEIN, F. H.: Calcium and the kidney. J. chron. Dis. **11**, 255 (1960).

FAHR, TH.: Idiopathische Verkalkung der Hirngefäße. Zbl. Path. **50**, 129 (1930).

FANCONI, A., H. G. HEINRICH und A. PRADER: Klinischer und biochemischer Hypoparathyreoidismus mit radiologischem Hyperparathyreoidismus. Helv. paed. Acta **19** (1964), im Druck.

—, and G. A. ROSE: The ionized complexed and protein-bound fraction of calcium in plasma. Quart. J. Med. **27**, 463 (1958).

FANCONI, G.: Tubular insufficiency and renal dwarfism. Arch. dis. Childh. **29**, 1 (1954).

— Disturbances in calcium and phosphorus metabolism with special emphasis on disturbances of the renal excretion of phosphorus. Metabolism **4**, 95 (1955).

— Nebenschilddrüsen. Handbuch Inn. Med. Bd. VII, 1. Berlin-Göttingen-Heidelberg: Springer 1953.

FANCONI, G.: Physiologie und Pathologie des Calcium- und Phosphatstoffwechsels. Helv. paediatr. Acta **16**, 293 (1961).

—, und P. GIRARDET: Familiärer persistierender Phosphatdiabetes mit D-vitamin-resistenter Rachitis. Helv. paediatr. Acta **7**, 14 (1952).

FIELD, M. H., and E. REISS: Vitamin-D resistent rickets: The effect of calcium infusion on phosphate reabsorption. J. clin. Invest. **39**, 1807 (1960).

FIRSCHEIN, H. E.: Parathyroid hormone and carbohydrate metabolism in bone. Trans. N. Y. Acad. Sci. **24**, 262 (1962).

—, W. F. NEUMAN, G. R. MARTIN, and B. J. MULRYAN: Studies on the mechanism of action of the parathyroid hormone. Rec. Progr. Hormone Res. **15**, 427 (1959).

FLETSCHER-LUTZ, J.: Calcinosis universalis. Ann. int. Med. **14**, 1270 (1940).

FOERSTER, O.: zit. nach G. FANCONI: Handbuch Inn. Med. Bd. VI. Berlin-Göttingen-Heidelberg: Springer 1953.

FOLLIS, R. H., and D. A. JACKSON: Renal osteomalacia and osteitis fibrosa in adults. Bull. Johns Hopkins Hosp. **72**, 232 (1943).

FORBES, A. P., und M. MOLDAWER: Persönliche Mitteilung an GERSHBERG und WESELEY (1960).

FORBES, G. B.: Clinical Features of idiopathic hypoparathyroidism in children. Ann. N. Y. Acad. Sci. **64**, 432 (1956).

FOURMAN, P.: Calcium metabolism and the bone. Oxford: Blackwell Scientific Publications (1960).

FRAME, B., M. FRUCHTMAN, and R. W. SMITH jr.: Chronic hypocalcemia in a patient with parathyroid clear-cell hyperplasia. New. Engl. J. Med. **267**, 1112 (1962).

FRAME, G. H., and S. CARTER: Pseudohypoparathyroidism. Clinical picture and relation to convulsive seizures. Neurology **5**, 297 (1955).

FRANCO, S. C.: Parathyroid tetany: Chronic idiopathic parathyroid insufficiency of ten years duration sucessful controled with dihydrotachysterol. Ann. int. Med. **14**, 529 (1940).

FRIEDENWALD, J. S.: Permeability of the lens capsule with special reference to the etiology of senile cataract. Arch. Ophthalm. **3**, 182 (1930).

FROMM, G. H.: Concerning the term of pseudo-pseudohypoparathyroidism. J. clin. Endocr. **16**, 293 (1956).

GAILLARD, P. J.: Parathyroid gland tissue and bone in vitro. Exptl. Cell Research **3**, Suppl. 145 (1955).

GALL, E. A., and G. A. BENNETT: Osteochondritis deformans of the hip (Legg Perthes disease) and renal osteitis fibrosa cystica: report of a case with anatomic studies. Arch. Path. **33**, 866 (1942).

GARCEAU, G. J., and W. E. MILLER: Osteochondrodystrophie as a result or in relation to pseudohypoparathyroidism. J. Bone Jt Surg. **38** *A*, 131 (1956).

GARDENER, L. I.: Tetany and parathyroid hyperplasia in newborn infant: influence of dietary phosphate load. Pediatrics **9**, 534 (1952).

GERLACH, E., A. FLECKENSTEIN, und E. GROSS: Der intermediäre Phosphatstoffwechsel des Menschenerythrozyten. Pflügers Arch. ges. Physiol. **266**, 528 (1958).

GERSHBERG, H., D. R. SHIELDS, and S. S. KOVE: The acute effects of parathyroid extracts in edema, diminished renal function and parathyroid disease. J. clin. Endocr. **19**, 681 (1959).

—, and A. C. WESELEY: Pseudohypoparathyroidism and pregnancy. J. pediatr. (St. Louis) **56**, 383 (1960).

GIBSON, R.: Brachymetacarpal dwarfism or pseudo-pseudohypoparathyroidism with mental defect in siblings. Canad. med. Ass. J. **85**, 70 (1961).

GINZLER, A. M., and H. L. JAFFE: Osseous findings in chronic renal insufficiency in adults. Amer. J. Path. **17**, 293 (1941).

GLASER, G., and L. L. LEVY: Seizures and idiopathic hypoparathyroidism. A clinical-electroencephalographic study. Epilepsia **1**, 454 (1959).

GLIMCHER, M. J.: Molecular biology of mineralized tissues with particular reference to bone. Rev. Mod. Physics **31**, 359 (1959).

—, and S. M. KRANE: Studies on the interaction of collagen phosphate. In: Radioisotopes and bone. Oxford: Blackwell Scientific Publ. Ltd. 1962.

GOLDBERG, E., and R. M. TORACK: Combined primary and secondary hyperparathyroidism. Ann. int. Med. **52**, 87 (1960).

GOLDMAN, H.: Experimentelle Tetaniekatarakt. Albrecht v. Graefes Arch. Ophthalm. **122**, 146 (1929).

GOLDMAN, R., J. L. REYNOLDS, H. CUMMINGS, and S. H. BASETT: Familial hypoparathyroidism: report of a case. J. Amer. med. Ass. **150**, 1104 (1952).

GORDAN, S. G., E. EISENBERG, H. F. LOKEN, B. GARDNER, and T. HAYASHIDA: Clinical endocrinology of parathyroid excess. Rec. Progr. Hormone Res. **18**, 297 (1962).

GOTTA, H.: Tetany and epilepsy. Arch. Neurol. Psychiat. (Chic.) **66**, 714 (1951).

GRAB, W.: Pharmakologie des Vitamin-D. Mschr. Kinderheilk. **101**, 163 (1953).

GRAN, F. C.: The retention of parenteral injected calcium in rachitic dogs. Acta physiol. scand. **50**, 132 (1960).

GRANT, D. K.: Papilloedema and fits in hypoparathyroidism with a report of three cases. Quart. J. Med. (N. S.) **22**, 243 (1953).

GREENBERG, B. G., R. W. WINTERS, and J. B. GRAHAM: The normal range of serum inorganic phosphorus and its utility as a discriminent in the diagnosis of congenital hypophosphatemia. J. clin. Endocr. **20**, 364 (1960).

GREENE, C. H.: Bilateral hypoplastic cystic kidneys: report of a case simulating chronic diffuse nephritis in a girl three years of age. Amer. J. dis. Child. **24**, 1 (1962).

GREENWALD, I.: The effect of parathyroidectomy upon metabolism. Amer. J. Physiol. **28**, 103 (1911).

GREEP, R. O., and A. D. KENNY: The hormones. Vol. III, Chapt. 4. Ed. by Pincus u. Thimann. New York. Academic Press 1955.

GRIBETZ, D.: Hypocalcemic states in infancy and childhood. Amer. J. dis. Child. **94**, 301 (1957).

GROLLMAN, A.: The role of the kidney in the parathyroid control of the blood calcium as determined by studies in the nephrectomized dog. Endocrinology **55**, 166 (1954).

GSELL, O.: Chronische idiopathische Tetanie (mit Psoriasis) (hypoparathyreoider Kretinismus). Dtsch. med. Wschr. **35**, 1117 (1950).

HALL, S., and D. FERRIMAN: Pseudohypoparathyroidism. Proc. roy. Soc. Med. **52**, 181 (1959).

HAM, A. W., N. LITTNER, T. G. DRAKE, E. C. ROBERTSON, and F. F. TISDALE: Physiological hypertrophy of the parathyroids, its causes and its relation to rickets. Amer. J. Path. **16**, 277 (1940).

HAMPERL, H., und K. WALLIS: Über „renale Rachitis" und „renalen Zwergwuchs". Virch. Arch. path. Anat. **288**, 119 (1933).

HANDLER, J. S.: A study of renal phosphate excretion in the dog. Amer. J. Physiol. **222**, 787 (1962).

HANDLER, P., and D. V. COHN: The effect of parathyroid extract on renal function. Amer. J. Physiol. **169**, 188 (1952).

HANDLER, P., D. V. COHN, and W. J. A. DE MARIA: Effect of parathyroid extract on renal excretion of phosphate. Amer. J. Physiol. 163, 434 (1951).

—, W. J. A. DE MARIA, and D. V. COHN: Mode of action of parathormone. Fed. Proc. 8, 204 (1949).

HANNO, H. A., and D. I. WEISS: Pseudohypoparathyroidism, report of two new cases. Arch. Ophthalm. 65, 221 (1961).

HARELL-STEINBERG, A., L. ZIRKOWSKI, S. HAIM, J. GAFNI, and M. LEVIN: Observations on hypoparathyroidism. II. Inactivation of parathyroid hormone in a case of clinical hypoparathyroidism. J. clin. Endocr. 17, 1094 (1957).

HARRIS, H.: A sex-limiting modifying gene in diaphysial aclasis (multiple exostoses). Ann. Eugen. (London) 14, 165 (1947/49).

HASTINGS, A. B., and C. P. HUGGINS: Experimental hypocalcemia. Proc. Soc. exp. biol. Med. 30, 458 (1933).

HERMANS, P. F., C. A. GORMAN, W. J. MARTIN, and P. J. KELLY: Pseudo-Pseudohypoparathyroidism (ALBRIGHT's hereditary osteodystrophy): A family study. Mayo Clin. Proc. 39, 81 (1964).

HEXEBERG, A.: Pseudohypoparathyroidism. Nord. Med. 67, 321 (1962).

HIATT, H. H., and D. D. THOMPSON: The effect of parathyroid extract on renal function in man. J. clin. Invest. 36, 557 (1957).

HIMSWORTH, H., and M. MAIZELS: Vitamin D_2 and D_3 in congenital thyroid and parathyroid deficiency. Lancet 238, 959 (1940).

HINOJOSA, R.: Pathohistological aural changes in the progeny of a mother with pseudohypoparathyroidism. Ann. Otol. (St. Louis) 67, 964 (1958).

HIRSCH, M. S.: Studies on the response of osteopetrotic bone explants to parathyroid explants in vitro. Bull. Johns Hopk. Hosp. 110, 257 (1962).

HOFFMAN, W. S., L. PASCALE, and A. DUBIN: Effect of benemid on phosphate excretion in parathyroid tetany. Fed. Proc. 11, 231 (1952).

HOFMAN CREDNER, D., W. RUPP, und W. SWOBODA: Untersuchungen der Phosphorsäureester mit Radiophosphor und Papierionophorese. Arch. Kinderheilk. 150, 221 (1955).

HOGBEN, C. A. M., and J. L. BOLLMAN: Renal reabsorption of phosphate: normal and thyroparathyroidectomized dog. Amer. J. Physiol. 164, 670 (1951).

HOLTZ, F.: Tetanie und Auge. Bücherei des Augenarztes 34. Heft 1960. Stuttgart: Ferdinand Enke.

HOPKINS, T. R., J. E. HOWARD, and H. EISENBERG: Ultrafiltration studies on calcium and phosphorus in human serum. Bull. Johns Hopk. Hosp. 91, 1 (1952).

HORTLING, H., E. PUUPPONEN, and K. KOSKI: Short metacarpal or metatarsal bones: pseudo-pseudohypoparathyroidism. J. clin. Endocr. 20, 466 (1960).

HOWARD, J. E., T. R. HOPKINS, and T. B. CONNOR: On certain physiological responses to intravenous injection of calcium salts into normal, hyperparathyroid and hypoparathyroid persons. Trans. Ass. Amer. Phycns. 65, 351 (1952).

— — — On certain physiological responses to intravenous injection of calcium salts into normal, hyperparathyroid and hypoparathyroid persons. J. clin. Endocr. 13, 1 (1953).

HOWAT, T. W., and G. M. ASHURST: Pseudohypoparathyroidism. J. Bone Jt Surg. 39, 39 (1957).

HUTH, K.: Sekundärer Hyperparathyreoidismus bei chronischer Nephritis. Dtsch. Arch. klin. Med. 208, 463 (1962).

INGALLS, T. H., G. A. DONALDSON, and F. ALBRIGHT: The locus of action of the parathyroid hormone: expermintal studies with parathyroid extract on normal and nephrectomized rats. J. clin. Invest. 22, 603 (1943).

Irving, J. T.: Calcium metabolism. Methuen's Monographs on Biochemical Subjects (Lond.) 1957.

Jackson, W. P. U., and C. Dancaster: A consideration of the hypercalciuria in sarcoidosis, idiopathic hypercalciuria and that produced by vitamin-D. A new suggestion regarding calcium metabolism. J. clin. Endocr. **19**, 658 (1959).

— — Observations on the effect of vitamin-D in man, including the relation to cortison. J. clin. Endocr. **22**, 195 (1962).

—, J. Hanelin, and F. Albright: Metaphyseal dysplasia, epiphyseal dysplasia, diaphyseal dysplasia and related conditions. II. Multiple epiphysial dysplasia; its relation to other disorders of epiphyseal development. Arch. int. Med. **94**, 886 (1954).

—, R. Hoffenberg, G. C. Linder, and L. Irwin: Syndrome of steatorrhea, pseudohypoparathyroidism and amenorrhea. J. clin. Endocr. **16**, 1043 (1956).

Jacobs, E., and M. Verbanck: The renal action of parathyroid hormone in man. Acta med. scand. **145**, 143 (1953).

Jesserer, H.: Tetanie. Stuttgart: Georg Thieme 1958.

— Gibt es einen Pseudohypoparathyreoidismus? Klin. Wschr. **37**, 394 (1959).

— Die postoperative Tetanie und ihre Behandlung. Chirurg **33**, 49 (1962).

— Hypoparathyreoidismus. Der Internist **5**, 192 (1964).

Johnston, C. C., E. B. Miner, D. M. Smith, and W. P. Deiss: Influence of parathyroid activity on the chemical equilibrium of bone calcium in vitro. J. Lab. clin. Med. **60**, 689 (1962).

Jordan, A., and A. R. Kelsall: Observations on a case of idiopathic hypoparathyroidism. Arch. int. Med. **87**, 242 (1951).

Kahn, E., E. Lion, and H. Zimmermann: Cerebral cortical calcification simulating Pick's disease. Amer. J. Psychiat. **95**, 1027 (1939).

Karcher, H.: Der Hyperparathyreoidismus unter besonderer Berücksichtigung der Ostitis fibrosa generalisata. Ergebn. Chir. **41**, 92 (1958).

Kenny, A. D., P. R. Draskoczy, P. Goldhaber: Citric acid production by resorbing bone tissue culture. Amer. J. Physiol. **197**, 502 (1959).

Kirklin, O. L., and E. Childrey: Spontaneous parathyroid deficiency. Proc. Mayo Clin. **11**, 15 (1936).

Kleeman, C. R., B. Bernstein, R. R. Rockney, I. T. Dowling, and M. A. Maxwell: Studies on the renal clearance of diffusible calcium and the role of parathyroid glands in its regulation. Yale J. Biol. Med. **34**, 1 (1961).

—, R. E. Rockney, and M. H. Maxwell: The effect of parathyroid extract on the renal clearance of diffusible calcium. J. clin. Invest. **37**, 907 (1958).

Kleifeld, O., O. Hockwin, und W. Paulus: Experimentelle Untersuchungen zur Linsenschädigung beim Diabetes. Dtsch. Ophthalmol. Ges. 1963, Berlin 1960. München: J. F. Bergmann 1961.

Klinke, K.: Konstitutionelle hypophysäre Tetanie. Monatsschr. Kinderheilk. **99**, 145 (1951).

Klotz, H. P., et F. Kahn: Le soi-disant pseudohypoparathyroidisme et les tétanies neurogènes. Sem. Hop. Paris **33**, 3772 (1957).

Kodicek, E., E. M. Darmady, and F. Stranak: The localisation of 14c labelled vitamin-D_2 in the nephron. Clin. Sci. **20**, 185 (1960).

Kolb, F. O., and M. Rukes: Effects of benemid in the treatment of hypoparathyreoidism and pseudohypoparathyroidism. J. clin. Endocr. **14**, 785 (1954).

—, and H. L. Steinbach: Pseudohypoparathyroidism with secondary hyperparathyroidism and osteitis fibrosa. J. clin. Endocr. **22**, 59 (1962).

Kudo, T., K. Nakagawa, K. Ugajin, and H. Murayama: Pseudohypoparathyroidism. Keio J. Med. **8**, 45 (1959).

KUGELBERG, E.: Accommodation in human nerves and its significance for the symptoms in circulatory disturbances and tetany. Acta physiol. scand. **8** (Suppl.), 24 (1944).

KUNSTADTER, R. H., OH. WILLIAM, F. TANMAN, and M. CORNBLATH: Idiopathic hyperparathyroidism in the newborn. Amer. J. dis. Child. **105**, 499 (1963).

KUNZ, H.: Hyperparathyreoidismus und seine Behandlung. 19. Congres Soc. Intern. de Chirurgie, Dublin, S. 59 (1961).

KYLE, L. H., M. SCHAAF, and L. A. ERDMAN: The metabolic effects of intravenous administration of calcium. J. Lab. clin. Med. **43**, 123 (1954).

LACHMANN, A.: Hypoparathyroidism in Denmark: a clinical study. Acta med. scand. Suppl. 121 (1941).

LAING, J. K.: Pseudohypoparathyroidism: report of a case. N. Z. med. J. **59**, 156 (1960).

LANDING, B. J.: Hereditary metabolic diseases—general considerations. Metabolism **9**, 198 (1960).

LANGMEAD, F. S., and J. W. ORR: Renal rickets associated with parathyroid hyperplasia. Arch. dis. Childh. **8**, 265 (1933).

LATHROP, F. W.: Renal dwarfism: report of a case. Arch. int. Med. **38**, 612 (1926).

LAYMON, C. W., and A. ZELICKSON: Pseudohypoparathyroidism. Arch. Derm. **79**, 194 (1957).

LENZ, W.: Medizinische Genetik. Stuttgart: Georg Thieme 1961.

LEONARD, M. F.: Chronic idiopathic hypoparathyroidism superimposed Addison's disease in a child. J. clin. Endocr. **6**, 493 (1946).

LEVINSKAS, G.: Doctoral thesis, Univ. of Rochester 1957; [zit.: bei NEUMAN a. NEUMAN (1958)].

LEVINSKY, N. G., and G. D. DAVIDSON: Renal action of parathyroid extract in chicken. Amer. J. Physiol. **191**, 530 (1957).

LINS, H., H. G. SOLBACH und D. REINWEIN: Pseudohypoparathyreoidismus, ein kasuistischer Beitrag und kritische Betrachtungen zur Pathogenese. Zeitschr. f. klin. Med. **158**, 143 (1964).

LOWE, C. U., and P. L. CALCAGNO: Studies on parathyroid extract in normal subjects and a patient with hypoparathyroidism. Helv. paediatr. Acta **10**, 117 (1955).

—, A. J. ELLINGER, W. S. WRIGHT, and H. M. STAUFFER: Pseudohypoparathyroidism. J. pediat. **36**, 1 (1950).

MACGILLIVRAY, R. C.: Oligophrenia in pseudohypoparathyroidism. Amer. J. ment. Defic. **62**, 861 (1958).

MACGREGOR, J., and B. E. C. NORDIN: Equiliabration studies with human bone powder. J. biol. Chem. **235**, 1215 (1960).

MACGREGOR, M. E., and T. P. WHITEHEAD: Pseudohypoparathyroidism. Arch. dis. Childh. **29**, 398 (1954).

MACH, R. S., et E. RUTISHAUSER: Les osteodystrophies renales: etude experimentale et anatomoclinique des lesions osseuses au cour des nephrites. Helv. med. Acta **4**, 423 (1937).

MACKAY, N. R.: Pseudohypoparathyroidism. N. Z. med. J. **59**, 246 (1960).

MACKLER, H., J. R. FOUTS, and J. W. BIRSNER: Familial pseudohypoparathyroidism. Calif. Med. **77**, 332 (1952).

MAMOU, H., et P. SEE: Pseudohypoparathyroidisme: un cas familiale chez deux soeur jumelles. Sem. Hop. Paris **31**, 3513 (1955).

MANN, J. B., S. ALTERMAN, and A. GORMAN-HILLS: Albrights hereditary osteodystrophie comprising pseudohypoparathyroidism and pseudo-pseudo-hypoparathyroidism. Ann. int. Med. **56**, 315 (1962).

MARTIN, E.: Pseudohypoparathyreoidismus und chronische idiopathische Hypoparathyreose. Wien. Zschr. inn. Med. **34**, 177 (1953).

—, et J. BOURDILLON: Un cas de tétanie idiopathique chronique. Rev. Med. Suisse rom. **60**, 1166 (1940).

MARTIN, M. C.: Pseudohypoparathyroidisme chez une fillette de deux ans et demi. Arch. franc. Pediat. **15**, 137 (1958).

McLEAN, F. C., and M. R. URIST: Bone. Chicago: Univ. Chicago Press. 1955.

McLEAN, M. M.: Chronic idiopathic hypoparathyroidism associated with moniliasis. Arch. dis. Childh. **29**, 419 (1954).

McNEELY, W. F., I. G. RAISZ, and M. LEMAY: Dyschondroplasia with soft tissue calcification and ossification and normal parathyroid function. Amer. J. Med. **21**, 649 (1956).

MEDILL, E. V.: Bilateral symmetrical calcification of basal ganglia associated with parathyroid insufficiency. Brit. J. Radiol. **24**, 685 (1951).

MENDEL, G. J.: Versuche über Pflanzen-Hybriden. Verh. Naturforsch. Verein, Brünn (1865).

MERONEY, W. H., and R. F. HERNDON: The management of acute renal insufficiency. J. Amer. med. Ass. **155**, 877 (1954).

MILES, J., and H. ELRICK: Pseudo-pseudohypoparathyroidism: report of a new case. J. clin. Endocr. **15**, 576 (1955).

MILNE, M. D.: Observations on the action of parathyroid hormone. Clin. Sci. **10**, 471 (1951).

MITCHELL, R. G.: Chronic idiopathic hypoparathyroidism associated with multicystic kidney. Arch. dis. Childh. **29**, 349 (1954).

MOEHLIG, R. C., and R. A. GERRISCH: Pseudohypoparathyroidism with decreased glucose tolerance. J. clin. Endocr. **10**, 1609 (1950).

MOREAU, R., M. LEGRAIN, et J. GUEDON: Pseudohypoparathyreoidie et pseudo-pseudohypoparathyreoidie. Deux nouveaux cas familiaux de la «dystrophie» d'Albright. Bull. Soc. Med. Paris **74**, 543 (1958).

MORGAN, T. H.: Demonstration of the effects of castration on cockfeathering in a hen-feathered cockerel. Proc. Soc. exp. biol. Med. **13**, 31 (1915).

— Demonstration of the effects of castration on Seabright cockerels. Proc. Soc. exp. biol. Med. **15**, 3 (1917).

MORRIN, P. A. F., E. REISS, and W. B. GEDNEY: Extreme sensitivity of parathyroid hormone secretion and of renal response to phosphate infusion. J. clin. Invest. **40**, 1064 (1961).

MORTELL, E. J.: Idiopathic hypoparathyroidism with mental deterioration: effect of treatment on intellectual function. J. clin. Endocr. **6**, 266 (1946).

MOWBRAY DE, R. R., S. H. L. SMITH, and W. J. C. SYMONDS: Hypoparathyroidism and pseudohypoparathyroidism. Brit. Med. J. **1**, 903 (1954).

MÜLLER, K. H., und O. KLEIFELD: Über den Phosphatstoffwechsel der Linse. Dtsch. Ophthalmol. Ges. 1953, Seite 214. München: J. F. Bergmann 1953.

MUNSON, P. L.: Studies on the role of the parathyroids in calcium and phosphorus metabolism. Ann. N. Y. Acad. Sci. **60**, 776 (1955).

— Recent advances in parathyroid hormone research. Fed. Proc. **19**, 593 (1960).

MYERS, W. P. L.: Studies of serum calcium regulation. Adv. int. Med. **11**, 163 (1962).

NAGANT DE DEUXCHNAISNES, C., G. ISAAC, A. JAQUET, et J. J. HOET: Etude clinique et physio-pathogénique de la «dystrophie d'Albright» (Pseudo-Pseudohypoparathyreoidisme) et des syndroms voisins. A propos de trois nouveaux cas, dont deux familiaux. Rev. franc. Etud. clin. biol. **5**, 153 (1960).

NEUMAN, W. F., H. FIRSCHEIN, P. S. CHEN, jr., B. J. MULRYAN, and V. DISTEFANO: On the mechanism of action of parathyroid hormone. J. Amer. chem. Soc. 78, 3863 (1956).

— and M. W. NEUMAN: The chemical dynamics of bone mineral. Univ. of Chicago Press 1958.

NICHOLS, F. L., D. E. HOLDSWOTH, and R. F. REINFRANK: Familial hypocalcemia, latent tetany and calcification of the basal ganglia. Report of a kindred. Amer. J. Med. 30, 518 (1961).

NICHOLSON, T. F.: The mode and the site of the renal action of parathyroid extract in the dog. Canad. J. Biochem. 37, 113 (1959).

— and G. W. SHEPHERD: The effect of damage to various parts of the renal tuble on the excretion of phosphate by the dog's kidney. Canad. J. Biochem. 37, 103 (1959).

NORDIN, B. E. C.: Some factors concerned in the renal excretion of calcium and phosphate. PhD. Thesis, London, 1960.

— Primary hyperparathyroidism. Postgrad. Med. 39, 65 (1960).

— Hyperparathyroidism, osteomalacia and osteoporosis in Astwood, E. B.: Clin. Endocr. New York and London: Grune & Stratton 1960.

— Biochemical aspects of parathyroid function and of hyperparathyroidism. Advanc. clin. Chem. 4, 275 (1961).

— and R. FRASER: The effect of intravenous calcium on phosphate excretion. Clin. Sci. 13, 477 (1954).

OBERST, B. B., and C. A. TOMPKINS: Pseudohypoparathyroidism. Report of a case in a sixteen-month-old girl. J. dis. Child. 90, 205 (1955).

PAPADATOS, C., and J. G. ALIVISATOS: Pseudo-pseudohypoparathyroidism. J. Pediat. 57, 436 (1960).

PARSONS, L. G.: The bone changes occurring in renal and coeliac infantilism and their relationship to rickets. Arch. dis. Childh. 2, 1 (1927).

PASCALE, L. R., A. DUBIN, and W. S. HOFFMAN: Influence of benemid on urinary excretion of phosphate in hypoparathyroidism. Metabolism 3, 462 (1954).

PATT, H. M., and A. M. LUCKHARDT: Relationship of a low blood calcium to parathyroid secretion. Endocrinology 31, 384 (1942).

PENDE, N.: Endocrinologia patologia e clinica degli organi a secrezione interna. Fracesco Vallardi Milano Vol. 1 (1920).

PERLMUTTER, M., R. R. ELLISON, L. NORSA, and A. R.: KANTROWITZ: Idiopathic hypoparathyroidism and Addison's disease. Amer. J. Med. 21, 634 (1956).

PETERMAN, M. G., and J. L. GARVEY: Pseudohypoparathyroidism: case report. Pediatrics 4, 790 (1949).

PIAGGIO-BLANCO, R. A., A. C. ARTAGAVETYTIA, et R. C. PIAGGIO-BLANCO: Enanismo paratiroideo de Pende e sindrome de Lobstein. Arch. urug. Med. 9, 11 (1936).

PICK, A.: Vorläufige Mitteilung zur Pathologie der Tetanie. Neurol. Zbl. 21, 578 (1902).

— Weiterer Beitrag zur Pathologie der Tetanie nebst Bemerkungen zur Chemie verkalkter Hirngefäße. Neurol. Zbl. 22, 754 (1903).

PLÜGGE, H: Zur Symptomatologie der Tetanie. Dtsch. med. Wschr. 64, 521 (1938).

PRENTICE, R. J.: Pseudohypoparathyroidism. A case report. J. clin. Endocr. 14, 1069 (1954).

PULLMAN, T. N., A. R. LAVENDER, I. AHO, and H. RASMUSSEN: Direct renal action of purified parathyroid extract. Endocrinology 67, 570 (1960).

RAISZ, G. L.: Regulation by calcium of parathyroid growth and secretion in vitro. Nature (Lond.) 197, 1115 (1963).

RAISZ, L. G., Y. W. WILLIAM, and J. TEPPERMAN: Effect of changes in parathyroid activity on bone metabolism in vitro. Endocrinology **68**, 783 (1961).

RASMUSSEN, H.: The influence of parathyroid function upon the transport of calcium in isolated sacs of rat small intestine. Endocrinology **65**, 517 (1959).

— Parathyroid hormone. Nature and mechanism of action. Amer. J. Med. **30**, 112 (1961).

—, and L. C. CRAIG: Purification of parathyroid hormone by use of countercurrent distribution. J. Amer. chem. Soc. **81**, 5003 (1959).

— — Purification of bovine parathyroid hormone by gel filtration. Biochim. biophys. Acta (Anmst.) **56**, 332 (1962).

—, and H. F. DE LUCA: Calcium homeostasis. Erg. Physiol. biol. Chem. exper. Pharm. **53**, 108 (1963).

—, and E. C. REIFENSTEIN jr.: The parathyroid glands: in testbook of Endocrinology. Ed by R. H. Williams; Philadelphia and London: W. B. Sanders Comp., 1962.

RAY, E. W., and L. I. GARDNER: Pseudo-pseudohypoparathyroidism in a child, report of the youngest case. Pediatrics **23**, 520 (1959).

REUBI, F.: Nierenkrankheiten. Bern und Stuttgart: Hans Huber, 1960.

REYNOLDS, T. B., G. JACOBSON, H. A. EDMONDSON, H. E. MARTIN, and C. H. NELSON: Pseudohypoparathyroidism: report of a case showing bony determineralisation. J. clin Endocr. **12**, 560 (1952).

RHYNE, J. L., and F. R. CARRIKER: Idiopathic hypoparathyroidism and bilateral congenital glaucoma in the neonatal period. Pediatrics **18**, 448 (1956).

RICHARDSON, J. S., and H. GARDENER-HILL: Chronic idiopathic hypoparathyroidism. Proc. roy. Soc. biol. Med. **39**, 514 (1946).

ROCHE, M.: A case of pseudo-pseudohypoparathyroidism. J. clin. Endocr. **15**, 964 (1955).

RUBENSTEIN, E., and R. CODY: Pseudo-Pseudohypoparathyroidism. Stanf. med. Bull. **17**, 171 (1959).

SAMIY, P. F. HIRSCH, and A. G. RAMSAY: Localisation of renal tubular effect of parathyroid hormone. J. clin. Invest. **40**, 1078 (1961).

— — —, C. DIORDANO, and J. P. MERRILL: Localisation of the renal tubular action of parathyroid hormone. Endocrinology **67**, 266 (1960).

SANDERSON, P. H., F. MARSHALL, and R. E. WILSON: Calcium and phosphorus homeostasis in the parathyroidectomized dog: evaluation by means of ethylenediamine tetraacetate and calcium tolerance tests. J. clin. Invest. **39**, 662 (1960).

SARRE, H.: Nierenkrankheiten. Stuttgart: Georg Thieme, 1959.

SCHARTUM, St., and G. NICHOLS: Concerning pH gradients between the extracellular compartment and fluids bathing the bone mineral surface and their relation to calcium ion distribution. J. clin. Invest. **41**, 1163 (1962).

SCHLEICH, A., P. PFITZNER, and G. SCHWARZ: Chromosomal analysis in pseudohypoparathyroidism. Lancet **I**, 726 (1963).

SCHMITT-ROHDE, J. M.: Die renale Osteodystrophie bei globaler Niereninsuffizienz. Internist **3**, 289 (1962).

SCHOTTSTAEDT, E., and G. S. GORDAN: Chronic idiopathic hypoparathyroidism simulating epilepsy: report of a new case. Calif. Med. **74**, 390 (1951).

SCHÜPBACH, A., et B. COURVOISIER: Existe-t-il un pseudohypoparathyroidisme? Schweiz. med. Wschr. **79**, 887 (1949).

SCHULMAN, J. L., and H. RATNER: Idiopathic hypoparathyroidism with bony demineralisation and cardiac decompensation. Pediatrics **16**, 848 (1955).

SCHWARZ, G.: Zur Pathogenese des Pseudohypoparathyreoidismus. Acta endocr. (Kbh.) **43**, 399 (1960).

— Zur Pathogenese des Pseudo-Pseudohypoparathyreoidismus. Dtsch. med. Wschr. **86**, 257 (1961).

— Zur Pathogenese des hypoparathyreoiden Kretinismus. 7. Symp. Dtsch. Ges. Endokr. Homburg (1960). Berlin-Göttingen-Heidelberg: Springer 1961.

— Untersuchungen zur Pathogenese der Vitamin-D-resistenten Rachitis. Schweiz. med. Wschr. **92**, 895 (1962).

— Klinische Gesichtspunkte zur Genetik des Pseudohypoparathyreoidismus und des Pseudo-Pseudohypoparathyreoidismus. 9. Symp. Dtsch. Ges. Endokr. Mainz 1962: 203 ff.

— Zur Pathogenese des Kleinwuchses bei Pseudohypoparathyreoidismus und bei Pseudo-Pseudohypoparathyreoidismus. 11. Symp. der Dtsch. Ges. f. Endokrinologie. Düsseldorf 1964.

—, und F. BAHNER: Die Genetik des Pseudohypoparathyreoidismus und des Pseudo-Pseudohypoparathyreoidismus. Dtsch. med. Wschr. **88**, 240 (1963).

—, und F. KRÜCK: Calcium-Phosphat-Stoffwechselveränderungen bei Vitamin-D-resistenter Rachitis. Klin. Wschr. **41**, 416 (1963).

—, und J. MEISER: Die Veränderungen des Mineralstoffwechsels bei einem Fall von osteoplastischen Metastasen mit Hypocalcämie. Schweiz. med. Wschr. **92**, 1004 (1962).

—, und M. STIELER: Die Veränderungen des Calcium-Phosphat-Stoffwechsels bei der enterogenen Tetanie. Dtsch. med. Wschr. **87**, 1432 (1962).

—, and K. WALTER: Chromosomal analysis in a case of gonadal dysgenesis together with pseudo-pseudohypoparathyroidism. Lancet **I**, 1075 (1962).

— und B. P. DIEZEL: Ein Fall von Pseudo-Pseudohypoparathyreoidismus mit pathologisch-anatomischem Befund. Acta endocr. (Kopenh.) 1964, im Druck.

SCOTT, E. P., and W. L. TEMPLE: Osteoma cutis. J. dis. Child. **77**, 758 (1949).

SELYE, H.: On the stimulation of new bone formation with parathyroid extract and irradiated ergosterol. Endocrinology **16**, 547 (1932).

— Textbook of Endocrinology, Ed. 2, Montreal, Acta endocr. Inc. (1949).

SERINGE, P., et S. TOMKIEWICZ: Pseudo-pseudohypoparathyroidisme familial. Ann. endocr. (Paris) **17**, 655 (1956).

— — La dystropia d'Albright. Sem. Hop. Paris **33**, 1092 (1957).

SEZE, S. DE, M. F. KAHN, B. FRENEAU, et C. GRESLE: Un cas de dystrophie d'Albright «Pseudo-pseudohypoparathyroidisme». Rev. Rhum. **28**, 123 (1961).

SHELLING, D. H., and D. REMSEN: Renal rickets report of a case showing four enlarged parathyroids and evidence of parathyroid hypersecretion. Bull. Johns Hopk. Hosp. **57**, 158 (1935).

SIGLIN, J. S., L. M. EATON, J. D. CAMP, and S. F. HAINES: Symmetrical cerebral calcification which followed postoperative parathyroid insufficiency. J. clin. Endocrin. **7**, 433 (1947).

SILVESTRINI, F., L. MINETTI, e F. COSTA: Descrizione di un caso di pseudo-pseudo-ipoparatiroidismo e revisione critica del problem relativi. Folia endocr. (Pisa) **15**, 406 (1962).

SINGLETON, E. B.: The radiographic feature of severe idiopathic hypocalcemia in infancy. Radiology **68**, 721 (1957).

— and CHING TSENG TENG: Pseudohypoparathyroidism with bony changes simulating hyperparathyroidism. Radiology **78**, 388 (1962).

SMITH, F. G., and K. ZIKE: Idiopathic hypoparathyroidism in neonatal period. Am. J. dis. Child. **105**, 182 (1963).

SMITH, H. W.: The kidney. New York: Oxford Univ. Press 1958.

SMULYAN, H., and L. G. RAISZ: Pseudo-pseudohypoparathyroidism with unusual features. J. clin. Endocr. **19**, 478 (1959).

SPRAGUE, R. G., S. HAINES, and M. POWER: Metabolic effect of parathyroid hormone, dihydrotachysterol and calciferol in a case of pseudohypoparathyroidism. J. Lab. clin. Med. **30**, 363 (1945).

STANBURY, S. W.: Azotaemic renal osteodystrophy. Brit. med. Bull. **13**, 57 (1957).

—, and G. A. LUMB: Metabolic studies of renal osteodystrophia. Medicine **41**, 1 (1962).

STEARNS, G., and E. WARWEG: Studies of phosphorus of blood. III. The phosphorus partition in whole blood and in serum and the serum calcium and plasma phosphatase during healing of late rickets. Amer. J. dis. Child. **49**, 97 (1951).

STEENBOCK, H., and S. A. BELLIN: Vitamin-D and tissue citrate. J. biol. Chem. **205**, 985 (1953).

STEINBERG, H., and B. R. WALDRON: Idiopathic hypoparathyroidism: an analysis of 52 cases, including the report of a new case. Medicine **31**, 133 (1952).

STEWART, G. S., and H. F. BOWEN: The urinary phosphate excretion factor of parathyroid gland extract: a hormone or an artefact? Endocrinology **51**, 80 (1952).

STEWART, J. S. S.: Gonadal dysgenesis: the genetic significance of unusual variants. Acta endocr. (Kbh.) **33**, 89 (1960).

STROM, L., and J. WINBERG: Idiopathic hypoparathyroidism. Acta. paediat. **43**, 574 (1954).

STUTPHIN, A., F. ALBRIGHT, and P. J. MCCUNE: Five cases (three in siblings) of idiopathic hypoparathyroidism associated with moniliasis. J. clin. Endocr. **3**, 625 (1943).

SÜLLMANN, H.: Biochemie des Auges. Ophthalmologica (Basel) **113**, 45 (1947).

— Chemie des Auges. Tabulae Biologicae 22, II, 1 (1951).

SURKS, M. I., and D. LEVENSON: Pseudohypoparathyroidism: case report with observations on the difficulty in confirming the diagnosis. Ann. int. Med. **56**, 282 (1962).

TALBOT, N. B., und J. D. CRAWFORD: Mitteilung an Albright und Reifenstein (1948) und Elrick et al. (1950).

— E. H. SOBEL, J. W. MCARTHUR, and J. D. CRAWFORD: Functional endocrinology. Cambridge, Mass.: Harvard Univ. Press 1952.

TALMAGE, R. V.: Studies on the maintenance of serum calcium levels by parathyroid action on bone and kidney. Ann. N. Y. Acad. Sci. **64**, 326 (1956).

—, and J. R. ELLIOTT: Changes in extracellular fluid levels of calcium, phosphate and citrate ions in nephrectomized rats following parathyroidectomy. Endocrinology **59**, 27 (1956).

— — Removal of Calcium from bone as influenced by the parathyroids. Endocrinology **62**, 717 (1958).

— —, and A. C. ENDERS: Parathyroid function as studied by continuous peritoneal lavage in nephrectomized rats. Endocrinology **61**, 256 (1957).

—, F. W. KRAINZ, R. C. FROST, and L. KRAINZ: Evidence for a dual action of parathyroid extract in maintaining serum calcium and phosphate levels. Endocrinology **52**, 318 (1953).

—, R. J. TOFT, and R. DAVIS: Parathyroid activity in nephrectomized rats. Texas Rep. Biol. Med. **18**, 298 (1960).

TANZ, S. S.: Pseudo-pseudohypoparathyroidism: three cases in one family. Amer. J. med. Sci. **239**, 453 (1960).

TASHJIAN, A. H., jr., and P. MUNSON: Chemical nature and properties of parathyroid hormone. J. chron. Dis. **16**, 269 (1963).

TAUGNER, R., M. v. BUBNOFF, und W. BRAUN: Gibt es eine tubuläre Phosphatsekretion? Über die Ausscheidung von anorganischem und organischem Phosphat bei der Katze. Pflügers Arch. ges. Physiol. **258**, 133 (1955).

TAYLER, A. B., and D. K. BUFFMIRE: Pseudohypoparathyroidism: report of a case. Ann. int. Med. **47**, 356 (1957).

TEREPKA, A. R., and P. S. CHEN: Comparison of the effects of crystalline dihydrotachysterol, vitamin-D_2 and parathyroid extract on calcium and phosphorus metabolism in man. J. clin. Endocr. **22**, 1007 (1962).

—, T. Y. TORIBA, and P. A. DEWEY: Ultrafiltrable calcium of human serum: variations in disease states and under experimental conditions. J. clin. Invest. **37**, 87 (1958).

THOMPSON, D. L., and J. B. COLLIP: The parathyroid glands. Physiol. Rev. **12**, 309 (1932).

THOMPSON, D. D., and H. H. HIATT: Renal reabsorption of phosphate in normal human subjects and in patients with parathyroid disease. J. clin. Invest. **36**, 566 (1957).

TODD, J. N., S. R. HILL jr., J. F. NICKERSON, and J. O. TINGLEY: Hereditary multiple exostoses, pseudo-pseudohypoparathyroidism and other genetic defects of bone, calcium and phosphorus metabolism. Amer. J. Med. **30**, 289 (1961).

TORIBA, T. Y., A. R. TEREPKA, and P. A. DEWEY: The ultrafiltrable calcium of human serum: ultrafiltration methods and normal values. J. clin. Invest. **36**, 738 (1957).

TURNER, R. W., and T. TAKAMURA: Pseudohypoparathyroidism and hypothyroidism. Ann. int. Med. **56**, 276 (1962).

UHLEMANN, H. J.: Familiäre idiopathische Tetanie im Rahmen pluriglandulärer Insuffizienz. Klin. Wschr. **28**, 489 (1950).

UHR, N., and H. B. BEZAHLER: Pseudo-pseudohypoparathyroidism: report of three cases in one family. Ann. int. Med. **54**, 443 (1961).

VAES, G. M., and G. NICHOLS jr.: Effects of a massive dose of parathyroid extract on bone metabolic pathways. Endocrinology **70**, 546 (1962).

VECCHIO, E.: Contributo allo studio del pseudoipoparatiroidismo nella infanzia. Pediatrica **63**, 845 (1955).

VERBANCK, M., et N. TOPPET: Etude de la regulation du metabolisme du phosphore chez un hypoparathyroidien. Rev. franc. Etud. clin. Biol. *IV*, 239 (1961).

VOGEL, F.: Lehrbuch der allgemeinen Humangenetik. Berlin-Göttingen-Heidelberg: Springer-Verlag 1961.

WALKER, D. G.: Citric acid cycle in osteoblasts and osteoclasts: a histochemical study of normal and parathormone-treated rats. Bull. Johns Hopk. Hosp. **108**, 80 (1961).

WALLACH, S., E. ENGLERT, and R. BROWN: The syndrome of pseudo-pseudohypoparathyroidism. Arch. int. Med. **98**, 517 (1956).

WALSER, M.: The separate effects of hyperparathyroidism, hypercalcemia of malignancy, renal failure and acidosis on the state of calcium, phosphate and other ions in plasma. J. clin. Invest. **41**, 1454 (1962).

WASSERMAN, R. H., and C. L. COMAR: The parathyroids and the intestinal absorption of calcium, strontium and phosphate ions in the rat. Endocrinology **69**, 1074 (1961).

WATCHORN, E.: Irradiated ergosterol and calcium-free diet: effect on calcium and phosphorus metabolism. Biochem. J. **24**, 1560 (1930).

WERFF TEN BOSCH, J. J. VAN DER: The syndrome of brachymetacarpal dwarfism, pseudo-pseudohypoparathyroidism with and without gonadal dygenesis. Lancet **276**, 69 (1959).

WERNLY, M.: Parathyreoidea: in Labhart, A.: Klinik der Inn. Sekretion. Berlin-Göttingen-Heidelberg: Springer-Verlag 1957.

WHITAKER, J., B. H. LANDING, V. W. ESSELBORN, and R. R. WILLIAMS: The syndrome of familial juvenile hypoadrenocorticism, hypoparathyroidism and superficial moniliasis. J. clin. Endocr. **16**, 1374 (1956).

WILLISON, R. G., and C. W. M. WHITTY: Parathyroid deficiency presenting as epilepsy. Brit. med. J. **I**, 802 (1957).

WINTERS, R. W., J. B. GRAHAM, T. F. WILLIAMS, V. MCFALLS, and C. H. BURNETT: A genetic study in familial hypophosphatemia and vitamin-D resistant rickets with review of literature. Medicine **37**, 97 (1958).

WISE, B. L., and J. C. HART: Idiopathic hypoparathyroidism and pseudohypoparathyroidism. Arch. Neurol. Psychiat. **68**, 78 (1952).

ZELLWEGER, H., und P. GIRARDET: Zur Problematik des Pseudohypoparathyreoidismus und des hypoparathyreoiden Kretinismus. Helv. paediatr. Acta **6**, 184 (1951).

Sachverzeichnis*

* PH = Pseudohypoparathyreoidismus, PPH = Pseudo-Pseudohypoparathyreoidismus